好きになる漢方医学

患者中心の全人的医療を目指して

喜多敏明 著
Toshiaki Kita

講談社サイエンティフィク

［ブックデザイン］
安田あたる

［カバーイラスト］
角口美絵

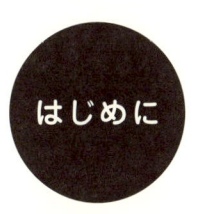

本書の想定読者層

　本書は、医学に関係する高等教育機関（大学等）で学んでいる学生を対象に発刊されてきた「好きになるシリーズ」の一冊です。

　医学部、薬学部、看護学部だけでなく、漢方医学の考え方に関心のある他の学部の学生も読者として想定されています。

　学生のみなさんが卒業してから、医療現場で仕事をするときに、本書で学んだ漢方医学の考え方が役に立つように書かれています。

　日本の医療の現場を見ると、漢方医学の基本的な考え方を学生時代に理解しておくことが必要不可欠になっていると言えます。

　なぜなら、全人的な医療に対する患者のニーズが高くなり、そのニーズに応えることが漢方に期待されているからです。

　すでに、さまざまな疾病に漢方薬が応用され、その有用性が明らかにされてきています。

　漢方薬を服用する患者の数、処方する医師の数、調剤する薬剤師の数、服用中の患者を看護する看護師の数はこれからも増えていくことでしょう。

　そこで、学生だけでなく、実際に医療現場で仕事をしている医師、薬剤師、看護師にとっても、本書は役に立つように書かれています。

　学生向けの読みやすい本ではありますが、その内容は単なる入門書ではなく、漢方医学独自の見方や考え方を本格的に学習できるものとなっているからです。

　漢方医学を学ぶときに重要なことは、入門的な知識を頭の中に詰め込むことではありません。

　漢方医学的な見方や考え方を体系的に理解し、患者中心の全人的医療を実践できるようになることなのです。

漢方医学の土俵で漢方薬を使うために

　日本では、陰陽や虚実、寒熱、六病位、気血水といった漢方医学独自の病態をあまり考慮せず、西洋医学的な病名や症状によって漢方薬を使っている医師が多いというのが現状です。
　喩えて言えば、西洋医学の土俵で漢方薬を使っているようなものです。
　もちろん、漢方医学の土俵で漢方薬を使うことを心がけたほうが、漢方薬を有効かつ安全に使うことができます。

　それでは、漢方医学の土俵で漢方薬を使うためにはどうすればいいのでしょうか。コンピュータを使う前の準備に喩えると次のようになります。
　第一に、漢方医学の基本ソフト（OS：オペレーティングシステム）を脳内にセットアップしておく必要があります。
　第二に、漢方医学の応用ソフト（アプリケーションソフト）を脳内にインストールしておく必要があります。

　西洋医学の場合、解剖学や生理学、病理学といった基礎医学が基本ソフトに相当し、内科学や外科学、皮膚科学といった臨床医学が応用ソフトに相当します。
　学生は、はじめに基礎医学を学んで理解し、それから臨床医学を学びます。基礎医学という土台がしっかりしていれば、その上に乗っている臨床医学が動揺することはありません。
　漢方医学を学習するときにも同じことが言えます。
　漢方の基礎理論をしっかりと学んで理解してから、漢方の臨床アプローチについて学ぶようにしたほうが、確実に上達するのです。
　そこで本書は、次のような3つのステップで漢方医学を学習できるように構成されています。

漢方医学を学習する3つのステップ

1) 漢方の特質を理解する

　漢方を学習する第一のステップは、漢方薬の特質や漢方医学の歴史を学びながら、漢方医学独自の診断・治療体系についてもその概要を知ることです。

　本書の第1部を読めば、西洋医学とは異なる漢方の特質について理解できるようになっています。

2) 漢方の基礎を理解する

　漢方を学習する第二のステップは、漢方医学の基礎理論を学び、あなたの脳内に基本ソフト（生体に対する漢方医学的な見方や考え方）をセットアップすることです。

　本書の第2部を読んで、漢方医学の基本ソフトをセットアップすれば、漢方の基礎理論を本格的に理解できるようになっています。

3) 漢方の臨床を理解する

　漢方を学習する第三のステップは、漢方医学の臨床アプローチを学び、あなたの脳内に応用ソフト（疾病に対する漢方医学的な見方や考え方）をインストールすることです。

　本書の第3部と第4部を読めば、疾病プロセスにフォーカスした六病位アプローチと、不健康状態にフォーカスした気血水アプローチについて体系的に理解できるようになっています。

　また、これら2つのアプローチを活用した漢方診療の実際については、筆者の『プライマリケア漢方』（日本医事新報社）を合わせて読むことで理解が深まると思います。

好きになる漢方医学 contents 目次

はじめに

第1部 漢方の特質を理解する 1

第1章 漢方薬の特質 2

1.1 漢方という言葉の意味　2
1.2 民間薬と漢方薬の違い　4
1.3 生薬と神農本草経　6
1.4 西洋薬と漢方薬の違い　8
1.5 西洋医学の新薬開発と漢方医学の方剤開発　10
第1章のまとめ　12

第2章 漢方医学の歴史 14

2.1 漢方医学の成り立ち（1）：生薬による治療　14
2.2 漢方医学の成り立ち（2）：方剤の成立　16
2.3 漢方医学の成り立ち（3）：経験則の確立　18
2.4 漢方医学の成り立ち（4）：理論的枠組み作り　20
2.5 陰陽論と五行論　22
2.6 漢方医学の成り立ち（5）：医学体系の成立　24
第2章のまとめ　26

第3章 漢方医学の特質　28

- 3.1 疾病を外感病と内傷病に分ける　28
- 3.2 四診によって病人の症候を認識する　30
- 3.3 病人の症候が意味するものを理解する　32
- 3.4 西洋医学と漢方医学の問題認識の違い　34
- 3.5 漢方医学の診断・治療の流れ　36
- 第3章のまとめ　38

第2部 漢方の基礎を理解する　39

第4章 生命活動を司る3種類の生体システム　40

- 4.1 生命活動と陽気・陰液の関係　40
- 4.2 有機的組織体システムと五臓の関係　42
- 4.3 3種類の生体システムとは　44
- 4.4 精神運動システム（1）：神気の働き　46
- 4.5 精神運動システム（2）：バランス制御　48
- 4.6 精神運動システム（3）：肝陽と肝陰の働き　50
- 4.7 生体防御システム（1）：衛気の働き　52
- 4.8 生体防御システム（2）：バランス制御　54
- 4.9 生体防御システム（3）：腎陽と腎陰の働き　56
- 4.10 栄養補給システム（1）：胃気の働き　58
- 4.11 栄養補給システム（2）：脾陽と脾陰の働き　60
- 4.12 生体システムを会社組織に喩える　62
- 第4章のまとめ　64

第5章 生体システムにおける体質的な個人差　66

- 5.1 発病前の個人差と発病後の個人差　66
- 5.2 生体システムのパワーにおける個人差　68

5.3　虚証タイプと実証タイプの適応戦略　70
5.4　虚証タイプと実証タイプの特徴　72
5.5　生体システムの反応性における個人差　74
5.6　寒証タイプと熱証タイプの適応戦略　76
5.7　寒証タイプと熱証タイプの特徴　78
5.8　漢方医学の土俵で漢方薬を使うために　80
第5章のまとめ　82

第3部　漢方の臨床を理解する(1)

第6章　六病位アプローチの考え方

6.1　外感病における生体システムの反応　86
6.2　虚実の病態と治療原則　88
6.3　寒熱の病態と治療原則　90
6.4　陰陽病態論によるアプローチとその限界　92
6.5　発病前のプロセスと発病後のプロセス　94
6.6　疾病のプロセスと問題解決アプローチ　96
6.7　六病位アプローチの診断・治療原則　98
第6章のまとめ　100

第7章　六病位アプローチの診断と治療

7.1　太陽病を診断する　102
7.2　太陽病を治療する　104
7.3　少陽病を診断する　106
7.4　少陽病を治療する　108
7.5　陽明病を診断・治療する　110
7.6　太陰病を診断・治療する　112
7.7　少陰病と厥陰病を診断・治療する　114
第7章のまとめ　116

第4部 漢方の臨床を理解する(2) 121

第8章 気血水アプローチの考え方 122

8.1 気血水アプローチと気血水理論　122
8.2 気の産生・消費と気虚の病態　124
8.3 気の流れと気鬱・気逆の病態　126
8.4 血の産生・流れと血虚・瘀血の病態　128
8.5 水の産生・流れと津虚・水滞の病態　130
8.6 不健康状態を氷山に喩える　132
第8章のまとめ　134

第9章 気血水アプローチの診断と治療 136

9.1 気虚の病態を診断・治療する　136
9.2 血虚の病態を診断・治療する　138
9.3 津虚の病態を診断・治療する　140
9.4 瘀血の病態を診断・治療する　142
9.5 水滞の病態を診断・治療する　144
9.6 気鬱の病態を診断・治療する　146
9.7 気逆の病態を診断・治療する　148
9.8 気血水アプローチを綱渡りに喩える　150
第9章のまとめ　152

付録

方剤解説1　六病位アプローチの方剤解説　155
❶ 麻黄剤　156
❷ 桂枝湯類　157
❸ 柴胡剤　158
❹ 瀉心湯類　159

❺ 承気湯類　160
❻ 白虎湯類　161
❼ 人参湯類　162
❽ 建中湯類　163
❾ 附子剤　164

方剤解説2　気血水アプローチの方剤解説　165
❿ 気虚の治療方剤　166
⓫ 気血両虚の治療方剤　167
⓬ 血虚の治療方剤　168
⓭ 津虚の治療方剤　169
⓮ 瘀血の治療方剤　170
⓯ 水滞の治療方剤　171
⓰ 気鬱の治療方剤(1)　172
⓱ 気鬱の治療方剤(2)　173
⓲ 気逆の治療方剤　174

参考図書　175
索引　176

漢方の特質を理解する

第1章　漢方薬の特質
第2章　漢方医学の歴史
第3章　漢方医学の特質

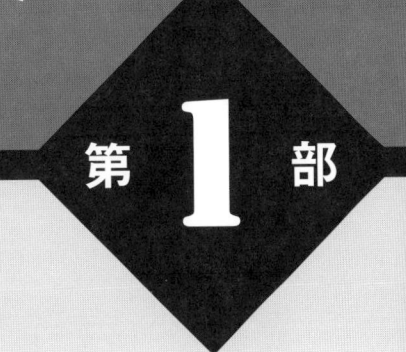

　第1部では、漢方薬や漢方医学のことを初めて学習する読者のために、基本的な知識を提供していくことになります。

　漢方薬や漢方医学のことを既に学習したことのある読者は、この第1部を読むことで、すでに学習した知識を復習・整理することができます。それと同時に、新しい発見もすることでしょう。

　第1章では、漢方薬の特質について紹介します。

　民間薬との違いや、西洋薬との違いに注目することで、生薬や方剤といった漢方薬の特質が理解できるようになっています。

　第2章では、漢方医学の歴史について紹介します。

　漢方医学の成り立ちを、生薬や方剤による治療経験の集積にまで遡って考察し、漢方医学がどのようにして体系化されてきたのかを歴史的に理解できるようになっています。

　第3章では、漢方医学の特質について紹介します。

　漢方医学が疾病や病人をどのように認識しているのか、その認識方法は西洋医学とどのように違うのか、そして、漢方医学的な認識からどのような診断・治療アプローチが体系化されてきたのかを理解できるようになっています。

第1章 漢方薬の特質

1.1 漢方という言葉の意味

漢方医学と漢方薬

　日本人が漢方という言葉を使うようになったのは、江戸時代後期にオランダの医学が日本に伝来して以後のことです。その当時まで、日本で一般に広く普及していたのは中国伝来の医学でした。

　そこで、オランダから伝来した新しい医学と、それまでの中国伝来の医学とを区別するために、前者を「蘭方（らんぽう）」と呼び、後者を「漢方（かんぽう）」と呼ぶようになったのです。

　「漢」とは中国を意味し、特別に漢の時代を指すわけではありません。また、「方」とは方技・方術の略で、医学を意味します。したがって厳密

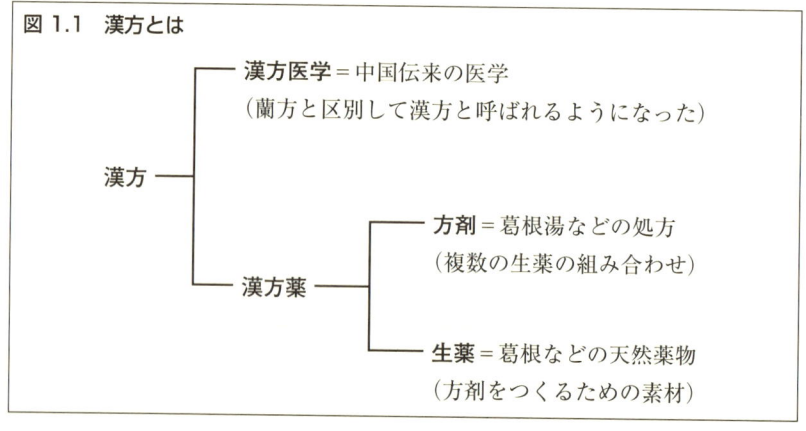

図1.1　漢方とは

漢方 ─┬─ **漢方医学** = 中国伝来の医学
　　　│　　（蘭方と区別して漢方と呼ばれるようになった）
　　　│
　　　└─ 漢方薬 ─┬─ **方剤** = 葛根湯などの処方
　　　　　　　　　│　　（複数の生薬の組み合わせ）
　　　　　　　　　│
　　　　　　　　　└─ **生薬** = 葛根などの天然薬物
　　　　　　　　　　　（方剤をつくるための素材）

に言うと、漢方とは「**漢方医学**」のことなのです。

しかし、漢方という言葉を「**漢方薬**」という意味で使うこともあるので、本書では、医学の話をするときには「漢方医学」と言い、薬の話をするときには「漢方薬」と言うようにしています（図1.1）。

方剤と生薬

じつは、漢方薬という言葉の使い方にも少し問題があるのです。

たとえば、葛根湯という代表的な漢方の「**方剤**（＝処方）」があり、その中には葛根や麻黄という「**生薬**（＝天然薬物）」が含まれています。そして、方剤と生薬のどちらも漢方薬と呼ばれているのです（図1.1）。

そこで本書では、方剤と生薬の両方の意味を含ませたいときには漢方薬という言葉を使い、それぞれを区別する必要があるときには方剤と生薬という言葉を分けて使うようにしています。

方剤の大部分は**煎剤**（＝煎じ薬）であり、散剤や丸剤はごく少数です。煎剤を毎日、自宅で煎じて服用するのは大変なので、日本では現在、手軽に服用できて、携帯にも便利な**エキス剤**（医療用漢方エキス製剤）が普及しています。

煎剤とエキス剤のメリットとデメリットを表1.1にまとめました。

表1.1 煎剤とエキス剤の違い

	煎剤	エキス剤
メリット	種類が豊富である 臨床効果が優れている 香りの効果も期待できる 生薬の量を加減できる 構成生薬を去加できる	煎じる手間がかからない 携帯に便利である 品質が安定している 味がマイルドで飲みやすい 採用する医療機関が多い
デメリット	煎じる手間がかかる 携帯に不便である 品質が不安定である 味が強烈で飲みにくい 採用する医療機関がまれ	種類が限られている 臨床効果が劣っている 香りの効果を期待できない 生薬の量を加減できない 構成生薬を去加できない

1.2 民間薬と漢方薬の違い

民間薬と漢方薬はどこが違うのか

　民間薬と比較しながら、漢方薬の特質について考えてみましょう。
　ドクダミやセンブリなどの民間薬と、葛根湯や小青竜湯のような漢方薬（方剤）とを比較すると、以下の4つの点で違いがあります。
1) **処方の内容**：民間薬は1種類の生薬を単品で用いることが多いのに対して、漢方薬は複数の生薬を一定の比率で組み合わせて用いる。
2) **処方の目的**：民間薬は健康の維持や治療の補助を目的とするのに対して、漢方薬は疾病の治療や未病の回復を目的とする。
3) **処方の根拠**：民間薬は体系化されていない経験や言い伝えによるのに対して、漢方薬は漢方医学の診断・治療体系を根拠にしている。
4) **使い方**：民間薬は疾病や症状が同じであれば、誰に対しても同じ薬を用いるが、漢方薬は疾病や症状がたとえ同じであっても、病人の体質や病態の違いに応じて薬を使い分ける。

　以上の違いを表1.2にまとめて示しました。この中で最も重要なのは使い方の違いです。

表1.2　民間薬と漢方薬の違い

	民間薬	漢方薬
代表例	ドクダミ・センブリ	葛根湯・小青竜湯
内容	1種類の生薬を単品で使用することが多い	複数の生薬を一定の比率で組み合わせる
目的	健康維持・治療の補助	疾病治療・未病回復
根拠	経験や言い伝え	漢方医学の診断・治療体系
使い方	疾病や症状が同じであれば、誰に対しても同じ薬を用いる ○○には△△が効く	疾病や症状がたとえ同じであっても、病人の体質や病態の違いに応じて薬を使い分ける

葛根湯を例にして具体的に考える

風邪によく使われている葛根湯という漢方薬を例にして、具体的に考えてみましょう。

1）処方の内容

葛根湯は、葛根、麻黄、桂皮、芍薬、大棗、生姜、甘草という 7 種類の生薬で構成されています。各生薬の分量比は決まっていて、代表的なエキス製剤 1 日分には、葛根 4 g、麻黄・大棗各 3 g、桂皮・芍薬・生姜・甘草各 2 g という分量で配合されています。

2）処方の目的

葛根湯は、風邪やインフルエンザの初期を治療することを目的として使われます。また、肩こりの治療目的にも使われます。

3）処方の根拠

その根拠は、『傷寒論』という漢方医学の古典に記された条文です。太陽病期で実証の病態に適応があるとされています（第 7 章で詳解）。

4）使い方

葛根湯は、風邪やインフルエンザの初期の患者に対して一律に投与するのではなく、症状や所見から病態を診断し、葛根湯以外の桂枝湯や麻黄湯などの漢方薬とも使い分けるようにします。

ところで、葛根湯の中に含まれている生姜はショウガの根茎であり、民間薬のショウガ湯としても使われています。

ショウガ湯は民間薬ですので、1 種類の生薬を単品で用いています。また、風邪の治療では補助的に使われますし、処方の根拠は経験的な言い伝えによっています。したがって、風邪であれば誰にでもショウガ湯を飲んでもらって差し支えないのです。

葛根湯とショウガ湯とを比較してみると、漢方薬と民間薬がいかに違うのか、そのイメージをつかめたのではないでしょうか。

1.3 生薬と神農本草経

生薬と本草書

「**生薬**」とは、動物、植物、鉱物などの天産物の全体あるいはその一部を、そのまま、あるいは乾燥したり、不要部の除去や切断など簡単な加工を施したりして、疾病の治療のため薬用に供しうるようにしたものです。

柴胡、麻黄など中国起源の生薬を「**漢薬**」、ドクダミ、センブリなど日本古来の生薬を「**和薬**」、ウワウルシ、ジギタリスなど西洋医学で使用する生薬を「**西洋生薬**」と称して分類しています（図1.2）。

生薬の起源や効能について記載した事典のことを「**本草書**」と言います。中国最古の本草書が次に紹介する『**神農本草経**』です。

その後の本草学の発展をふまえて、明代に李時珍（1518～93）が著わした『**本草綱目**』は本草学の集大成であるとされています。

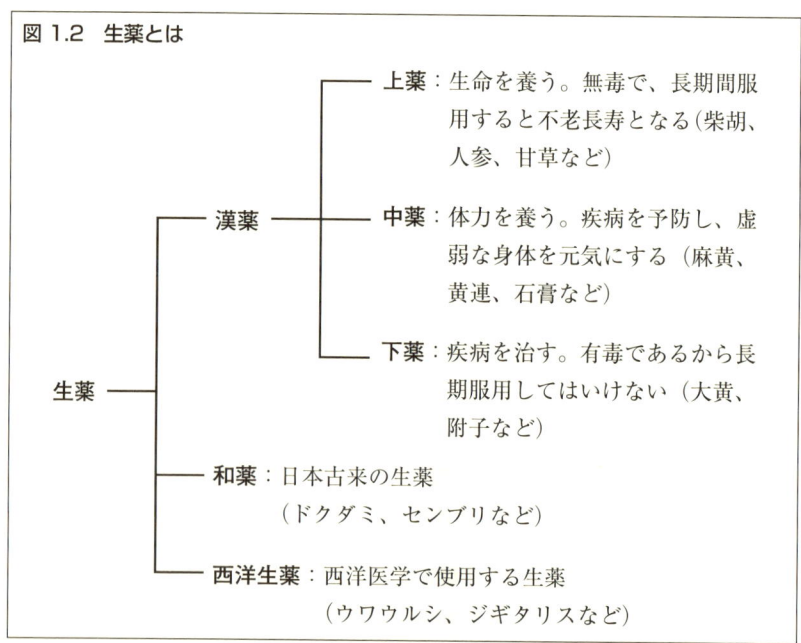

図1.2　生薬とは

- 漢薬
  - 上薬：生命を養う。無毒で、長期間服用すると不老長寿となる（柴胡、人参、甘草など）
  - 中薬：体力を養う。疾病を予防し、虚弱な身体を元気にする（麻黄、黄連、石膏など）
  - 下薬：疾病を治す。有毒であるから長期服用してはいけない（大黄、附子など）
- 和薬：日本古来の生薬（ドクダミ、センブリなど）
- 西洋生薬：西洋医学で使用する生薬（ウワウルシ、ジギタリスなど）

神農本草経

　著者、成立年次ともに不詳ですが、秦・漢時代の書と言われています。原本は失われ、現在『神農本草経』の名で呼ばれる書籍は、480年頃に陶弘景（456～536）が『神農本草』を底本に増補・編集したものです。
　その中をみると、365種の生薬が**上薬**、**中薬**、**下薬**に分類され、それぞれの効能が以下のように記述されています。
　1）柴胡・人参・甘草など120種の**上薬は**、生命を養う。無毒で、長期間服用すると不老長寿となる。
　2）麻黄・黄連・石膏など120種の**中薬**は、健康を守る。疾病を予防し、虚弱な身体を元気にする。
　3）大黄・附子など125種の**下薬**は、疾病を治す。有毒であるから長期服用してはいけない。

　具体例として、麻黄の記載を次に紹介しましょう。
　「麻黄、味は苦で温、中風・傷寒の頭痛、温瘧を治す。表を発して汗を出し、邪熱の気を去り、咳逆上気を止め、寒熱を除き、癥堅・積聚を破る。」

　以下に、簡単に意訳してみます。
　麻黄の味は苦く、温める性質を有し、中風や傷寒という急性熱性疾患の頭痛ならびに温瘧というマラリア様の熱病に対する主薬である。その効能として、1）体表面から病毒を排泄する活動を刺激して汗を出させる、2）病的で有害な熱を取り去る、3）咳が気道を逆に上ってくるのを止める、4）悪寒と発熱を取り除く、5）癥堅や積聚といった腹部のしこりや痛みを消し去ることができる。

1.4 西洋薬と漢方薬の違い

西洋医学の薬物に対する基本的な考え方

19世紀に入ってから、西洋医学の研究者たちは生薬の有効成分を次々と単離することに成功しました。

アヘンからは鎮痛薬のモルヒネが単離され、キナからは抗マラリア薬のキニーネが単離されました。そして、長井長義によって麻黄からエフェドリンが単離抽出されたのが1887年のことでした。

1924年、エフェドリンの気管支拡張作用が明らかとなり、気管支喘息に臨床応用されるようになりました。

それ以後、エフェドリンは化学的に合成されるようになり、α、βのアドレナリン受容体に作用して交感神経系を興奮させる作用や、中枢神経系に対する直接的な興奮作用を有することが明らかとなりました。

以上の話から、西洋医学の薬物に対する基本的な考え方を、以下の2点にまとめることができます（表1.3）。

1) 有効成分だけを純粋な形で単離すべきである
2) 構造を決定し薬理作用を明確にすべきである

表1.3 西洋医学の薬物に対する基本的な考え方

有効成分だけを純粋な形で単離すべきである	成分的に未精製の薬物をそのまま使用すれば、薬効の発現は不安定となり、副作用の出現も制御できない。 そのような薬物治療は未熟であるとみなされる。
構造を決定し薬理作用を明確にすべきである	薬物の化学構造が決定されれば、薬理作用を検討することが容易になる。 薬理作用が明確になれば、薬物の主作用と副作用を理解することが可能になる。

漢方医学の生薬に対する基本的な考え方

　一方、漢方医学の生薬に対する基本的な考え方は、西洋医学の薬物に対する考え方とは対照的であり、以下の2点にまとめることができます（表1.4）。

1) 自然の生薬をそのまま利用すべきである

　栄養を摂取するときに、新鮮な野菜や果物を食べるのと、グルコースや酵素、ビタミン、ミネラルなどを精製して服用するのとでは大きな違いがあります。新鮮な野菜や果物には自然の生命力が宿っているからです。

　それと同じように、未精製の生薬にも自然の生命力が宿っていて、有効成分を単離すると、その生命力が失われてしまうと漢方医学は考えているのです。

2) 五感を使って生薬の効能を類推すべきである

　生薬の効能を古代中国人がどのように調べたのか、本当のところはわかりません。もしかしたら、神農のような超能力的な感覚の持ち主が本当にいて、毒味しながら効能を類推したのかもしれません。

　重要なことは、数千年以上の長い経験の積み重ねの中で、本草書に記載されている生薬の効能が繰り返し確認されてきたという事実です。

表1.4　漢方医学の生薬に対する基本的な考え方

自然の生薬をそのまま利用すべきである	未精製の生薬には非常に多くの成分が含まれ、それらが全体として調和した働きをすることで、自然の生命力が維持されている。単一の成分を精製すると、その生命力が失われてしまう。
五感を使って生薬の効能を類推すべきである	生薬にはそれぞれ特有の味があり、その違いによって効能が決まってくる。中国古代伝説の帝王「神農」は、あらゆる草木を自ら毒味して調べ、そうした経験によって『神農本草経』が成立した。

1.5 西洋医学の新薬開発と漢方医学の方剤開発

西洋医学の新薬開発

　麻黄から単離抽出されたエフェドリンが、気管支喘息に使われていたのは昔の話です。今ではエフェドリンを気管支喘息に使うことはありません。なぜなら、エフェドリンの副作用として不眠や神経過敏などが問題となったからです。

　そこで、エフェドリンを先導化合物として、多様な交感神経作動薬が創製されました。

　現在では、副作用の少ないメタプロテレノールなどの選択的$β_2$受容体作動薬が気管支喘息治療薬の主流になっています。

　このように、より良い薬物を新たに開発するというのが西洋医学の戦略なのです。

　薬物に期待される主作用をより強くする努力と、副作用をより弱くする努力を続けながら、高い有効性と安全性をもった新薬を開発することが薬物治療の進歩につながってきたのです。

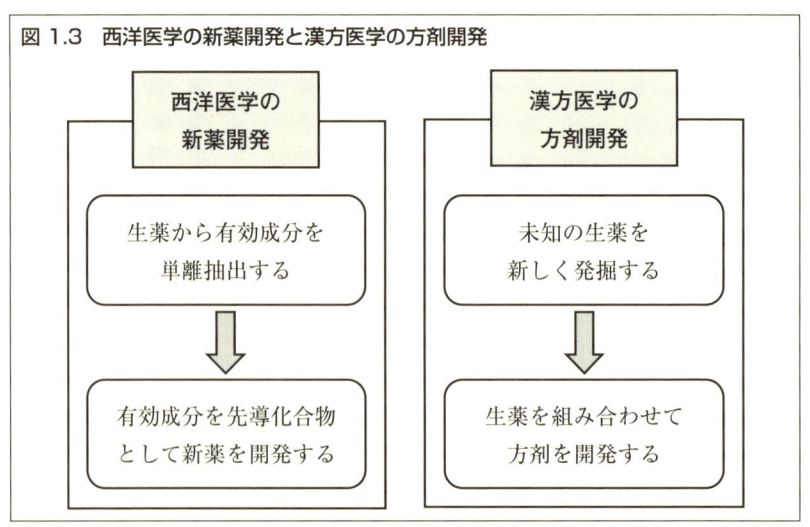

図1.3　西洋医学の新薬開発と漢方医学の方剤開発

漢方医学の方剤開発

漢方医学もその初期には、より良い生薬を新たに発掘するという方向で進歩してきた時代があったと考えられます。

高い有効性と安全性をもった生薬を探し出すことができれば、それまで治せなかった疾病を治せるようになると信じていた時代が長く続いたことでしょう。

しかし、生薬は天産物なので、その種類には限りがあります。西洋医学の新薬のように、際限なく作り出すことはできません。

『神農本草経』には365種の生薬が掲載されており、日本で現在使われている生薬の大半がその中に含まれています。このことは、新しい生薬を発掘することがいかに困難であるかということを物語っています。

これは、次の第2章で詳しく述べることになりますが、より良い生薬を新たに発掘するという方向性に行き詰ったとき、その事態を打破する画期的な戦略が生まれました。それが「方剤」の開発です。

方剤とは、複数の生薬を一定の比率で組み合わせた処方のことであり、第1.1節で紹介した葛根湯がその代表例です。

漢方医学が方剤を開発してきた方向性は、西洋医学が新薬を開発してきた方向性とまったく正反対です（図1.3）。

エフェドリンの例が示すように、西洋医学は単一成分で有効性と安全性を高めることに成功してきました。

それに対して、単一の生薬による治療からスタートした漢方医学は、複数の生薬を少しずつ組み合わせながら発展してきたわけです。

なぜ、そのような違いが生じたのか、第2章では漢方医学の歴史を遡って、その理由を解き明かしてみたいと思います。

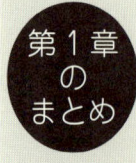

第1章のまとめ

◆漢方という言葉には、医学と薬の両方の意味があるので、医学の話をするときには「漢方医学」と言い、薬の話をするときには「漢方薬」と言うようにする。

◆漢方薬という言葉には、「方剤」と「生薬」の両方の意味があるので、それぞれを区別する必要があるときには、漢方薬ではなく方剤や生薬という言葉を使うようにする。

◆漢方薬（方剤）は民間薬とは別物であると認識する。処方の内容、目的、根拠や、使い方がまったく違う。

◆生薬を、大きく上薬と中薬と下薬に分けて認識する。上薬は無毒で、生命を養う。中薬は体力を養い、疾病を予防する。下薬は有毒で、疾病を治す。

◆未精製の生薬は非常に多くの成分を含んでおり、それらの成分が全体として調和した働きをすることで、自然の生命力が維持されている。

第 1 章のまとめ

◆生薬にはそれぞれ特有の味があり、その違いによって効能が決まってくる。

◆新たな生薬の発掘には限界がある。既存の生薬を組み合わせて方剤を開発することで漢方医学は発展した。

第 1 部 漢方の特質

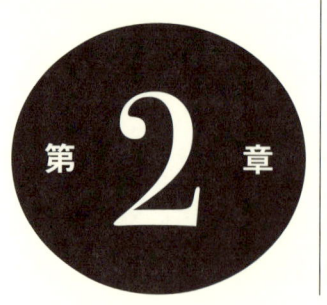

漢方医学の歴史

2.1 漢方医学の成り立ち(1)：生薬による治療

漢方医学の診断体系は治療経験にもとづく

　西洋医学の診断は、治療手段と切り離して体系化されています。

　たとえば、糖尿病の診断は、血糖値が異常に高いときに確定するものであり、インスリン治療が適応になる場合も、適応にならない場合も、同じように糖尿病と診断します。

　ただし、異なる治療手段が適応になる場合には、複数のタイプに分類することもあります。

　糖尿病の例で言えば、インスリン依存型と非依存型にタイプ分けすることによって、インスリン治療の適応になるかどうかを示すことが可能になります。

　一方、漢方医学の診断は治療経験にもとづいて体系化されています。

　そのため、西洋医学の診断よりもむしろ、タイプ分類やパターン分類に近いと言えるかもしれません。

　なぜなら、西洋医学的にはたとえ同じ疾病であったとしても、あるAという漢方薬が適応になるタイプやパターンに下される診断と、別のBという漢方薬が適応になるタイプやパターンに下される診断とは異なるからです。

　漢方医学の診断が治療経験にもとづいて体系化されているのなら、漢方医学の診断が体系化される以前において、漢方薬による治療はどのように行われてきたのでしょうか。

そのような記録が残されているわけではないので想像の域を出ませんが、以下のような歴史であったと考えられます。

単一の生薬による治療経験の集積

最初は、どの疾病や症状にどの生薬が効くのかをランダムに試しながら治療するという民間療法的な経験からスタートしたことでしょう。

たとえば、風邪には**麻黄**という生薬が効くことを経験しましたが、効かないことや副作用を経験することもありました。そこで、もっと効き目の強い生薬はないか、もっと副作用の少ない生薬はないかと探し回って、次から次へと試していったに違いありません。

そのようにして、風邪には麻黄だけでなく**桂皮**も効果があることを発見したのです。もしかしたら、桂皮を先に発見して、その後で麻黄を発見したのかもしれません。

いずれにしても、麻黄のほうが良く効く風邪もあれば、桂皮のほうが良く効く風邪もあるということがわかりました。

やがて、図2.1に示すように、同じ風邪であっても、汗の有無といった個人差によって薬の効果に違いが生じることを経験的に理解したのです。

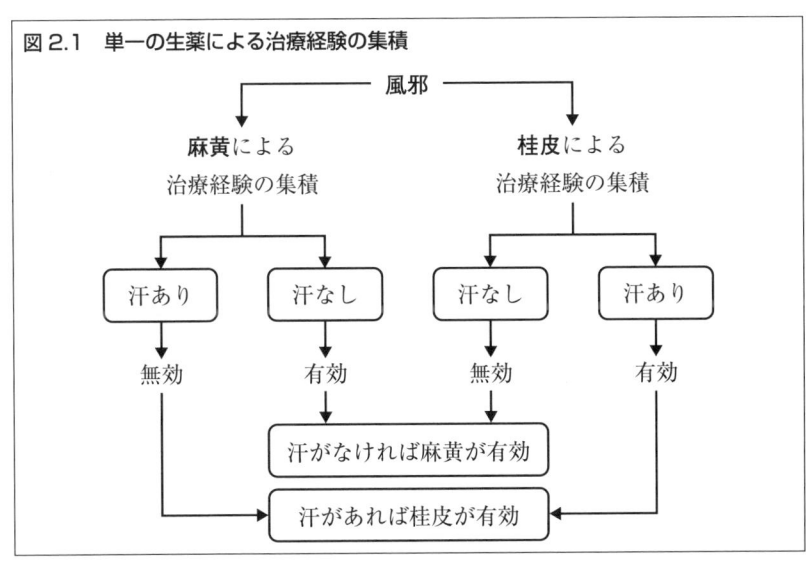

図2.1　単一の生薬による治療経験の集積

2.2 漢方医学の成り立ち(2)：方剤の成立

複数の生薬を組み合わせた方剤

あるとき、麻黄も桂皮も効かない風邪に対して、麻黄と桂皮を組み合わせて処方したらどうなるか、初めてチャレンジして見事に成功した先覚者が現れました。

単一の生薬では効果のなかった疾病が、2種類の生薬を組み合わせることで良くなることを経験したのです。

ここからが、再び試行錯誤の始まりです。

2種類の生薬をランダムに組み合わせて、その効果が強くなるか、それとも弱くなるか、副作用は出にくくなるか、それとも出やすくなるか、飽きることなく試し続けたのです。

また、組み合わせる生薬の数も、2種類ではなく3種類、そして4種類へと少しずつ増やしていきました。

その組み合わせの中から、方剤が完成したのです。

たとえば、麻黄と桂皮を組み合わせると効果が増強されることを経験してからは、さらに他の生薬を追加していきました。その結果、麻黄湯（麻黄・桂皮・杏仁（きょうにん）・甘草（かんぞう）の組み合わせ）という方剤が完成しました。

また、桂皮の副作用を軽減するためには芍薬（しゃくやく）と組み合わせるとよいということを経験し、さらに他の生薬を追加していきました。その結果、桂枝湯（桂皮・芍薬・生姜・大棗（たいそう）・甘草の組み合わせ）という方剤が完成したのです。

このようにして、風邪に効果のある方剤がどんどん作られていきました。おそらく、最も良く効いて、最も副作用の少ない方剤を何とか作ろうと努力したことでしょう。その過程で、葛根湯も完成したのかもしれません。

方剤による治療経験の集積と同病異治

　単一の生薬による治療経験の集積のときと同じように、今回は方剤による治療経験の集積が始まりました。

　その結果わかったことは、麻黄湯のほうが良く効く風邪もあれば、桂枝湯のほうが良く効く風邪もあるという事実でした。

　前節で述べたように、個人差の重要性については、単一の生薬による治療経験を集積していた段階で既に気がついていました。

　やがて、図2.2に示したように、汗の有無や脈の性状の違いという個人差によって方剤を使い分けることができるようになったのです。

　このように、同じ疾病であっても病人の個人差に応じて異なる方剤を使って治療することを「同病異治（どうびょういち）」と言います。

　方剤の場合には、生薬の組み合わせを少し変えれば、いくらでも種類を増やすことができます。

　そのようにして多くの種類の方剤を作ることによって、たとえ同じ疾病であっても、個々の病人の個人差に合わせたオーダーメイドの治療をすることが可能になったのです。

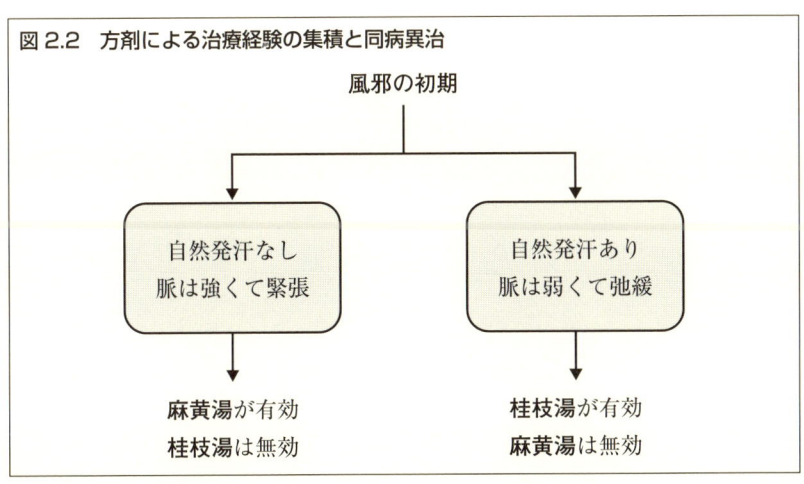

図2.2　方剤による治療経験の集積と同病異治

2.3 漢方医学の成り立ち(3)：経験則の確立

経験則にもとづく方剤の証

　方剤による治療経験の集積によって明らかになったことは、同じ疾病であっても病人によって個人差があり、その個人差に応じて方剤の治療効果に違いがあるという事実でした。

　この場合、疾病の種類を識別することよりも、病人の個人差を特定のパターンに分類して識別するほうが、治療的には有益であると言えます。

　漢方医学は、病人の個人差をパターン分類する際に、どの方剤が有効であったのかという経験的事実を根拠にしてきました。そして、それぞれのパターンに対して、**「方剤名」＋「証」**という診断名を与えたのです。

　たとえば、風邪の初期で悪寒と発熱を自覚し、脈は緊張して自然発汗を認めない患者には、麻黄湯が有効であるという経験則を見出した時点で、この症候複合パターンを「麻黄湯証」と名づけることにしました。

　一方、風邪の初期で同じように悪寒と発熱を自覚しても、脈が弛緩して自然発汗を認めるときには、桂枝湯が有効であるという経験則を見出した時点で、この症候複合パターンを「桂枝湯証」と名づけることにしたのです。

　本書では、この麻黄湯証や桂枝湯証といった診断を、**「方剤の証」**と呼ぶことにします。

　漢方医学においては、方剤の証が診断カテゴリーであると同時に、治療の指示にもなっているという特質があります。

　方剤を鍵とすれば、その鍵で開けることのできる鍵穴が証と呼ばれる診断に相当するのです。

　この対応関係は、証（鍵穴）に合った方剤（鍵）を投与すれば疾病が良くなる（鍵が開く）という経験則に裏打ちされています。

異病同治と方証相対

　その後、たとえ疾病の種類が異なっていたとしても、同一の方剤を使ってうまく治せることもあるという事実が明らかになってきました。

　たとえば麻黄湯は、風邪に対して使われてきただけでなく、気管支喘息や関節リウマチに対しても使われてきました。このように、異なる疾病に対して同じ方剤を使って治療することを「**異病同治**」と言います。

　図2.3に示したように、麻黄湯が有効であった病人が呈する症候を集約すると、疾病の種類に関係なく、共通のパターンが見られたのです。その共通のパターンこそが、本当の意味での「麻黄湯証」であると言えます。

　前節で紹介した同病異治と合わせて考えると、疾病の種類と病人のパターン（＝方剤の証）とがそれぞれ独立した関係にあるということがわかります。

　このようにして、各方剤がどのような病人の症候複合パターンに適応となるのかを経験則として体系化したものが「**方証相対**」という診断・治療アプローチなのです。

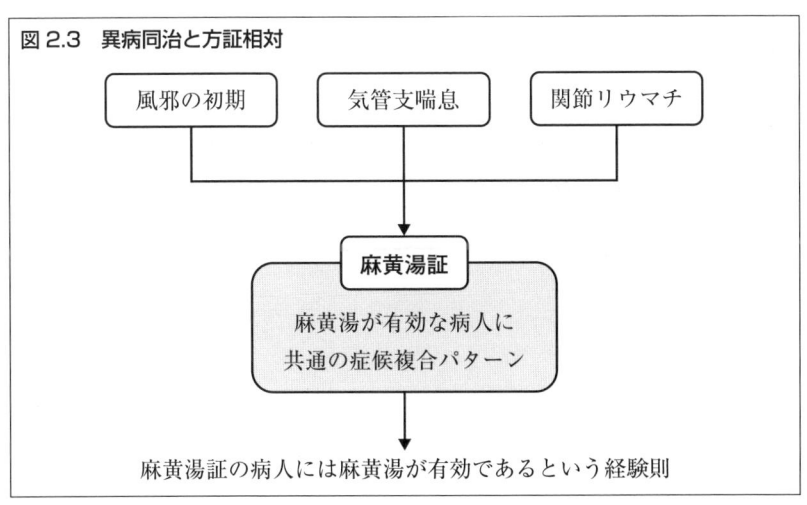

図2.3　異病同治と方証相対

2.4 漢方医学の成り立ち(4)：理論的枠組み作り

漢方医学の臨床実践を体系化するための理論的枠組み

　方証相対という漢方医学の診断・治療アプローチはきわめて実践的なものです。なぜなら、方剤の証を正しく診断すれば、該当する方剤を使って疾病をうまく治療できるということが経験的にわかっているからです。

　たとえば、目の前の病人が麻黄湯証であると診断できれば、風邪の初期だけでなく、気管支喘息や関節リウマチであっても麻黄湯を使って治療することができるのです。

　しかし、方剤の証を正しく診断して治療できるようになるためには、実際に該当する方剤を多くの病人に使ってみて、経験の中から方証相対というアプローチを会得する必要があります。

　経験によって会得してはじめて、本当の意味で理解できたことになるのです。

　もちろん、方証相対について、ある程度は言葉で説明することもできますが、言葉による説明を聞いただけで理解できるというような診断・治療アプローチではないのです。

　そこで、漢方医学の診断・治療について初心者でも理解できるように、理論的に体系化する試みがなされてきました。
　本書の第3部で紹介する**六病位アプローチ**と、第4部で紹介する**気血水アプローチ**はその代表的なものです。

　六病位や気血水という漢方独自の概念は、漢方医学の臨床実践を体系化するための理論的枠組みであると言えます。

漢方医学の基礎理論を体系化するための理論的枠組み

漢方医学の実践的アプローチ（＝疾病の診断・治療）を体系化する試みと平行して、漢方医学の基礎理論（＝疾病の発生メカニズム）を体系化しようとする試みがなされるようになりました（図 2.4）。

その時代の中国では、「陰陽論」と「五行論」という考え方によって森羅万象を整理して理解するのが一般的でした（次節を参照）。

そこで、漢方医学の基礎理論を陰陽論と五行論の考え方を理論的枠組みにして体系化しようとしたわけです。

疾病が発生するのは陰と陽のバランスが障害されたり、五行の調和が障害されたりするからであるというのがその基本的な考え方です。

古代中国における陰陽論と五行論による疾病発生メカニズムの理解は、きわめて抽象的であったと言えますが、その一方で、生命現象の本質を鋭く見抜いていたという側面もあります。

分子生物学が発展した現代になってようやく、その先見性を正しく評価できるようになってきたと筆者は考えています。

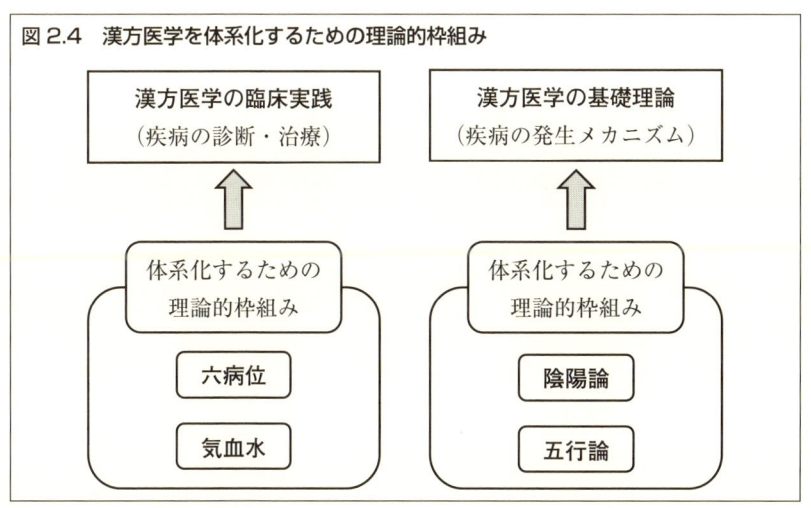

図 2.4　漢方医学を体系化するための理論的枠組み

2.5 陰陽論と五行論

陰陽論

　陰陽論とは、自然界の森羅万象にはすべて陰の側面と陽の側面が存在するという考え方です。

　基本的には、日陰のように暗くて冷たい性質をもっていれば陰に属し、日向のように明るくて温かい性質をもっていれば陽に属すと考えます。

　月は陰で太陽は陽、夜は陰で昼は陽、冬は陰で夏は陽、北は陰で南は陽、水は陰で火は陽、寒は陰で熱は陽といった具合に、あらゆる物事の二面性を陰陽という一つの枠組みで包括的に認識できるのです。

　図2.5に示したように、陰と陽は互いに相反する性質をもっており、両者の間には**「対立関係」**が存在します。したがって、一方が旺盛になると他方が衰退するという**「盛衰関係」**が見られるのです。

　しかし、陰と陽は互いに対立するだけでなく、互いに相手の不足を補い合って全体を完成させるという**「補完関係」**にもあります。それは、両者がもともと一つのもの（＝太極）から発生したからであるとされています。

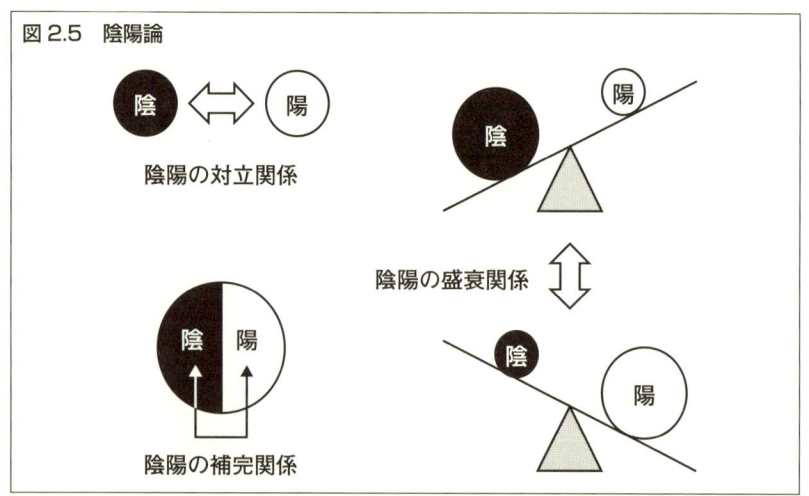

図2.5　陰陽論

五行論と五臓論

　五行論とは、木・火・土・金・水という性質のまったく異なる5つの基本要素によって自然界に存在するあらゆる物質が構成されていると認識し、自然界の現象はすべてこれら5つの基本要素の運動、変化によって説明できるとする考え方です。

　これら5つの要素が相互に促進（相生）あるいは抑制（相剋）する関係を有することで、宇宙全体の有機的バランスがとれているのだと認識しています。たとえば、木が燃えると火を生じるというように、木→火→土→金→水→木という円環的な「**相生関係**」が存在するとしました。また、木は養分を奪って土を剋するというように、木→土→水→火→金→木という円環的な「**相剋関係**」が存在すると認識したのです（図2.6）。

　五行論の考え方を人間の生命現象に当てはめたのが「**五臓論**」です。
　五臓論においては人体の活動をその性質によって5種類に分類し、肝・心・脾・肺・腎という5つのシステムに配当することで、人間を一つの有機的なネットワークとして全人的に理解しています（このことについては、第4章で詳しく説明します）。

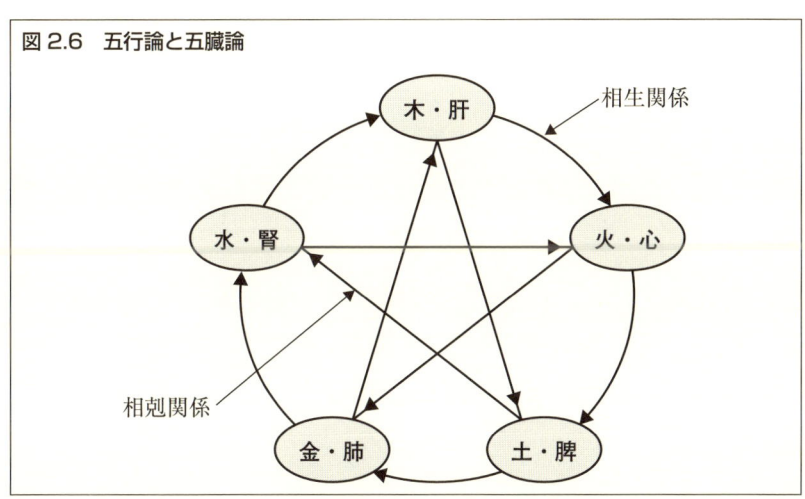

図2.6　五行論と五臓論

2.6 漢方医学の成り立ち(5)：医学体系の成立

中国における伝統医学の成立

　中国では漢の時代（前202〜220）までに、『神農本草経』、『黄帝内経』、『傷寒論』の三大古典が著され、中国伝統医学の基盤が確立しました。『神農本草経』は既に述べたとおり、最古の本草書です。

　『黄帝内経』は春秋戦国時代以来の医学論文を集大成したもので、『素問』と『霊枢』という2つのテキストからなります。前者は基礎理論、後者は臨床実践に重点が置かれており、そこに一貫して流れる理論基盤は陰陽五行論（前節の陰陽論と五行論を合わせた呼び方）です。

　『傷寒論』は張仲景（150?〜219）が著したとされる診断・治療マニュアルです。傷寒と呼ばれる急性熱性疾患の発病から時間の経過を追って、病症の変化に対応する方剤が、六病位という独自の概念を使って体系化されています。張仲景は、傷寒以外の疾病（雑病）に対する診断・治療マニュアルとして『金匱要略』も著しました。

　金元時代（日本の平安末期〜室町初期）には、陰陽五行論を用いて漢方医学の基礎と臨床が統一的に体系化され、中国伝統医学は一応の完成をみました。

　現在、日本で保険薬価に収載されている医療用漢方エキス製剤は全部で147種類ありますが、単味の生薬製剤を除くと143種類になります。

　そのうち、中国書籍を出典とする方剤が120種類（約84％）、日本書籍を出典とする方剤が23種類（約16％）になります。

　中国書籍を出典とする120方剤のうち、『傷寒論』あるいは『金匱要略』を出典とする古いものが69方剤と半数以上を占めており、「古方」と呼ばれています。

　残り51方剤のほとんどは、『和剤局方』や『万病回春』など宋代以後の書籍を出典とする方剤であり、「後世方」と呼ばれています。

日本における漢方医学の歴史

　金元時代に体系化された中国伝統医学を日本に導入し、根づかせたのは室町時代に活躍した曲直瀬道三（1507 ～ 94）です。その学統は後世方を中心に使って治療を展開したことから「**後世派**」と呼ばれ、江戸時代になってからも 100 年近く医学界を風靡しました。

　江戸中期になると、陰陽五行論のような抽象的理論を信奉する後世派を批判し、臨床実践を重視する張仲景の考え方に帰れとする「**古方派**」が登場しました。

　古方派を代表する吉益東洞（1702 ～ 73）は、方証相対という診断・治療アプローチを徹底的に追求して、『**類聚方**』を著しました。同書には、古方の証を構成する症候複合が方剤別に整理されており、広く臨床に用いられました。

　江戸後期には、古方派と後世派の両者を取り入れた「**折衷派**」が登場し、西洋から輸入された蘭方も台頭してきました。

　折衷派の泰斗である和田東郭（1744 ～ 1803）は「一切の疾病の治療は、古方を主として、その足らざるを後世方等を以て補うべし」と、中庸を得た治療法を採用しました。

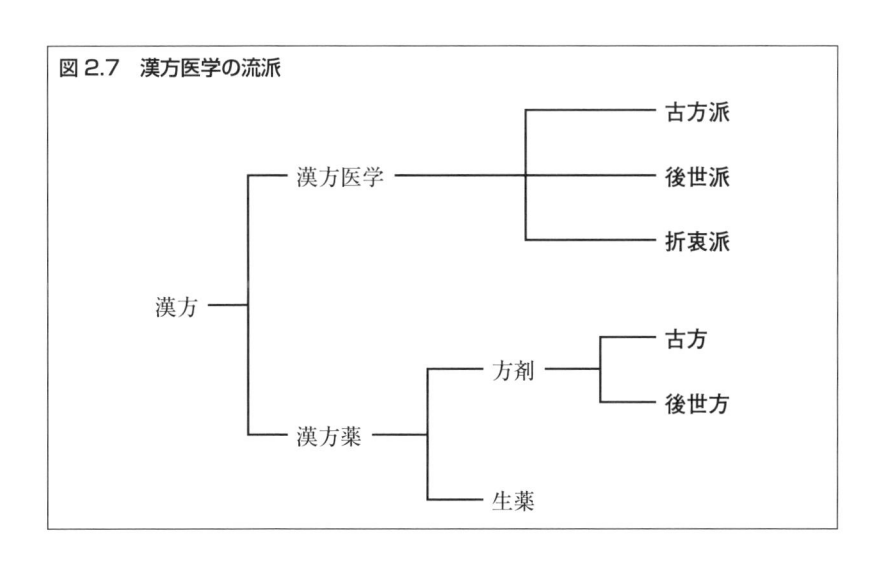

図 2.7　漢方医学の流派

```
                          ┌── 古方派
              ┌─ 漢方医学 ─┼── 後世派
              │           └── 折衷派
    漢方 ─────┤
              │           ┌── 方剤 ─┬── 古方
              └─ 漢方薬 ──┤         └── 後世方
                          └── 生薬
```

第2章のまとめ

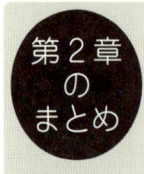

◆漢方医学の診断は治療経験にもとづいて体系化されており、治療経験の集積が漢方医学の土台になっている。

◆漢方医学は、同じ疾病であっても病人の個人差を考慮して異なる方剤を使って治療する。これを「同病異治」と言う。

逆に、たとえ疾病の種類が異なっていたとしても、同一の方剤を使ってうまく治せる場合がある。これを「異病同治」と言う。

◆漢方医学においては、方剤の証が診断カテゴリーであると同時に、治療の指示にもなっている。

◆方剤を鍵とすれば、その鍵で開けることのできる鍵穴が証と呼ばれる診断に相当する。

各方剤（鍵）がどのような病人の症候複合パターン（証＝鍵穴）に適応となるのかを経験則として体系化したものが「方証相対」という診断・治療アプローチである。

◆方証相対はきわめて実践的な診断・治療アプローチであり、言葉で説明することが難しい。

そこで、漢方医学の臨床実践を体系化するための理論的枠組みとして、六病位や気血水という概念が形成されてきた。

◆疾病の発生メカニズムに関する漢方医学の基礎理論について、陰陽論と五行論の考え方を理論的枠組みにして体系化しようとする試みがなされるようになった。

◆自然界の森羅万象にはすべて陰の側面と陽の側面が存在することを認識し、陰と陽の間に存在する対立関係・盛衰関係・補完関係によってすべての出来事を理解する。これが陰陽論による認識と理解である。

◆自然界に存在するあらゆる物質が、木・火・土・金・水という性質のまったく異なる5つの基本要素によって構成されていることを認識し、自然界の現象をすべてこれら5つの基本要素の運動、変化によって理解する。これが五行論による認識と理解である。

◆金元時代に陰陽五行論を用いて統一的に体系化された中国伝統医学は、室町時代に日本に導入され、その学統は「後世派」と呼ばれる。
　宋代以後に著された『和剤局方』や『万病回春』などの書籍を出典とする方剤は「後世方」と呼ばれる。

◆陰陽五行論のような抽象的理論を批判して、臨床実践を重視する張仲景の考え方に帰れと主張し、方証相対という診断・治療アプローチを徹底的に追求したのが「古方派」である。
　張仲景が著したとされる『傷寒論』や『金匱要略』を出典とする方剤は「古方」と呼ばれる。

◆古方派と後世派の両者を取り入れたのが「折衷派」であり、中庸を得た治療法を採用した。

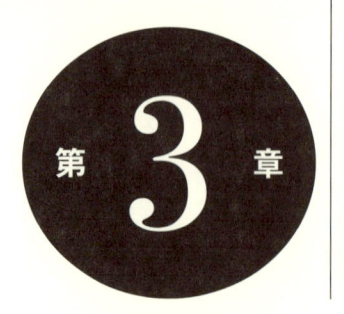

第3章 漢方医学の特質

3.1 疾病を外感病と内傷病に分ける

漢方医学の3種類の病因と外感病

漢方医学は、疾病が発生する原因を次の3種類に大きく分けています(図3.1)。

1) **外因**(がいいん)：外部より人体肌表部に侵入して疾病を発生させる要因のこと。風(ふう)・寒(かん)・暑(しょ)・湿(しつ)・燥(そう)・火(か)という6種類の病邪が外因に相当する。
2) **内因**(ないいん)：感情・情動の変化によって疾病を発生させる要因のこと。喜び・怒り・憂え・思い・悲しみ・恐れ・驚きという7種類の感情（＝七情）が内因に相当する。先天的な虚弱や奇形(＝先天不足)も内因に含まれる。
3) **不内外因**(ふないがいいん)：外因と内因以外で疾病を発生させる要因のこと。節度のない生活習慣（暴飲暴食、過重労働、過度の性行為）、瘡傷、中毒、虫獣傷害などが不内外因に相当する。

外因によって発生する疾病を「**外感病**」(がいかんびょう)と呼びます。

西洋医学的には、ウイルスや細菌のような病原体が、外部より人体肌表部に侵入して発生する感染症が、外感病であると言えます。

しかし本書では、免疫系を中心とする生体防御システムによって炎症反応が惹起されるような疾病、すなわち各種の炎症性疾患はすべて外感病に相当するのだと考えています。

外感病には、インフルエンザや風邪のような急性の炎症性疾患だけでなく、さまざまな慢性の炎症性疾患も含まれます。

アレルギー性鼻炎、気管支喘息、アトピー性皮膚炎といったアレルギー性疾患や、関節リウマチ、シェーグレン症候群、慢性甲状腺炎といった自己免疫疾患もまた、広い意味での外感病とみなすことができます。

内傷病とは

外因以外の七情や節度のない生活習慣などによって発生する疾病を「内傷病（ないしょうびょう）」と呼びます。

西洋医学的には、多様な要因が関与する非炎症性疾患はすべて内傷病であると言えます。

現代医療において問題となっているストレス性疾患、生活習慣病（肥満、脂質異常症、糖尿病、高血圧、虚血性心疾患、脳血管障害など）、加齢に伴う退行性病変（細胞組織の変成・萎縮・壊死）が関与する疾患（骨粗鬆症、認知症など）を本書では内傷病に含めて考えています。

内傷病は現代社会に特有のものではありません。

古代中国においても、心理社会的なストレスや不摂生な生活習慣によって疾病が悪くなることを問題にしていたのです。

また、不老長寿のために加齢変化を克服しようとしてきた歴史があることは、よく知られているところです。

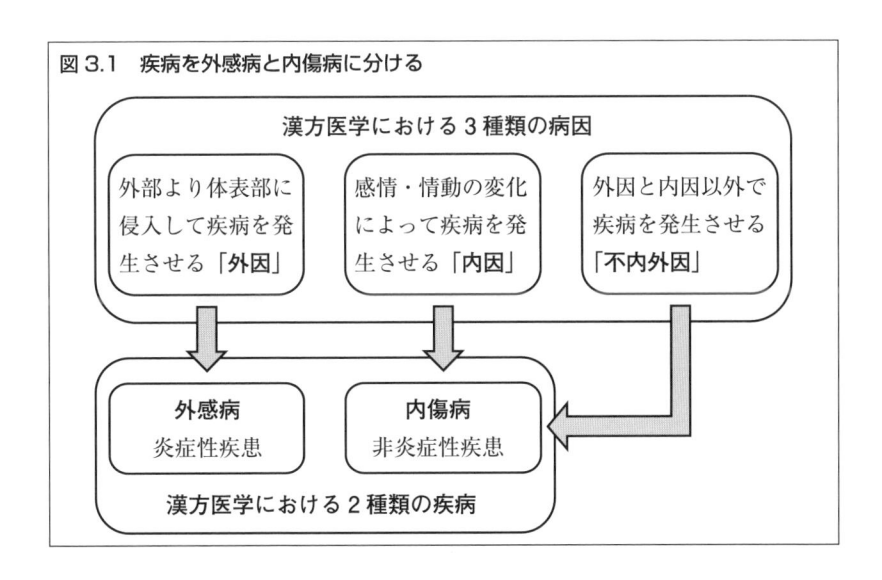

図3.1 疾病を外感病と内傷病に分ける

漢方医学における3種類の病因

- 外部より体表部に侵入して疾病を発生させる「外因」
- 感情・情動の変化によって疾病を発生させる「内因」
- 外因と内因以外で疾病を発生させる「不内外因」

外感病　炎症性疾患

内傷病　非炎症性疾患

漢方医学における2種類の疾病

3.2 四診によって病人の症候を認識する

漢方医学的に診察をする目的

　漢方医学は疾病を外感病と内傷病に分けていますが、どちらであっても診察をする目的は同じです。
　西洋医学は疾患を診断するために病人を診察しますが、漢方医学は病人の個人差を「**証**（しょう）」として診断するために診察を行います（証の診断については第3.5節を参照）。
　疾患を診断するためには診察に引き続いて検査が必要になります。しかし、証を診断するためであれば検査はとくに必要ないのです。

　病人の個人差は、自覚的な症状となって現れることもあれば、他覚的な所見となって現れることもあります。自覚症状と他覚所見はどちらも、病人の個人差を認識し、証を診断するうえで参考になります。そこで、漢方医学は両者を区別せずに認識します。
　また、病人の個人差は、身体的な症状となって現れることもあれば、精神的な症状となって現れることもあります。この場合も、それが病人の個人差を認識し、証を診断するうえで同じように参考になるので、両者を区別することはないのです。
　したがって、漢方医学の診察では、病人の個人差を認識し、証を診断するうえで参考になる身体的な自覚症状、精神的な自覚症状、他覚的な所見をすべて合わせて「**症候**」と呼びます。

　漢方医学の診察において重要なことは、病人の症候がすべてどこかでつながっていると認識することです。身体的な症状と精神的な症状はどこかでつながっているのです。自覚症状と他覚所見はどこかでつながっているのです。そして、どこで、どのようにつながっているのかを理解することが、漢方医学的に病人全体の状態を理解するということなのです。

四診とは

漢方医学の診察方法には以下の4種類があり、それらを総称して「四診(しん)」と呼びます（図3.2）。

1) 望診(ぼうしん)：体格や姿勢、動作、顔色、皮膚の色艶、毛髪や爪の状態、舌の色や苔の性状などを観察すること。視覚による診察。舌の診察を「舌診(ぜっしん)」と呼んで重視している。
2) 聞診(ぶんしん)：患者の声や、咳や喘鳴を聞いたり、身体や排泄物の臭いを嗅いだりすること。聴覚と嗅覚による診察。
3) 問診(もんしん)：病歴・病状などを質問すること。
4) 切診(せっしん)：患者の身体、とくに脈や腹、手足などを触診すること。触覚による診察。脈の診察を「脈診(みゃくしん)」、腹の診察を「腹診(ふくしん)」と呼んで重視している。

四診において、医師は自らの五感をフル活動させて、できるだけ多くの情報を病人から収集しようとします。

病人のどこにどのような個人差が隠れているのか、それを探し出す作業をしているわけです。

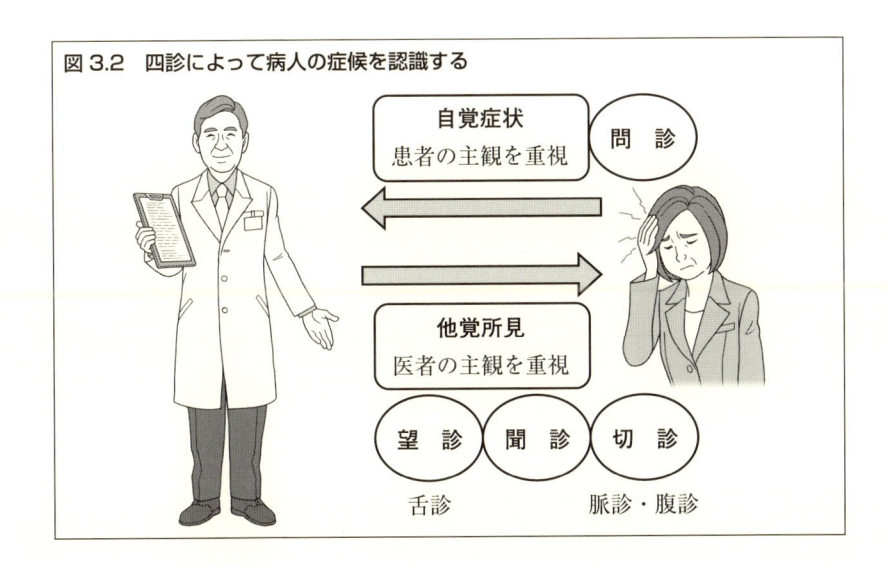

図3.2　四診によって病人の症候を認識する

3.3 病人の症候が意味するものを理解する

外感病の症候を物語の一節として理解する六病位理論

　四診（望診・聞診・問診・切診）によって病人を診察すれば、さまざまな症候を認識することができます。

　しかし、それらの症候がいったい何を意味しているのか漢方医学的に解釈することができなければ、変化する病人の状態や、個人差のある病人の状態を理解することはできません。

　頭痛という症候を例にして、風邪の病態について考えてみましょう。

　風邪の初期には、悪寒や発熱とともに頭痛を自覚することがよくあります。この頭痛は数日で消失して、そのかわりに咳や痰が出るようになったり、くしゃみや鼻水が出るようになったりします。

　この場合の頭痛は、風邪という物語の中の一節にすぎません。しかし、風邪という物語がどのように展開しているのか、そのプロセスを教えてくれる重要なサインなのです。

　風邪のように、時間の経過とともに病人の状態が変化する外感病については、物語に喩えると理解しやすいのです。すでに述べたように、外感病とは、病原体などの外因によって発生する疾病のことです。

　外感病によって発現する症候は、物語のように時間の経過とともに変化するという特徴があります。

　そこで、外感病という物語全体のパターンを認識するために体系化されたのが、第3部で紹介する**六病位理論**にもとづく診断・治療アプローチなのです。

　六病位理論を使えば、外感病によって発現した症候が何を意味するのか、物語の中のどの一節に相当するのかを理解することができます（図3.3）。

内傷病の症候を氷山の一角として理解する気血水理論

　ストレスや生活習慣、加齢変化など、外因以外の原因によって発生する内傷病については、物語よりも氷山に喩えたほうが理解しやすいのです。

　再び、頭痛を例にして考えてみましょう。
　更年期障害では、のぼせや肩こりとともに頭痛が出現することがよくあります。しかし、人によっては頭痛が出現しないこともあります。頭痛の程度や、頭痛が出現する頻度にも個人差があります。
　この場合の頭痛は、更年期障害という氷山の中の一角にすぎません。しかし、更年期障害という氷山の全体像がどのような形態になっているのかを教えてくれる重要なサインなのです。

　そこで、内傷病という氷山全体の形態（タイプ）を認識するために体系化されたのが、第4部で紹介する**気血水理論**にもとづく診断・治療アプローチなのです。
　気血水理論を使えば、内傷病によって発現した症候が何を意味するのか、氷山の中のどの一角に相当するのかを理解することができます（図3.3）。

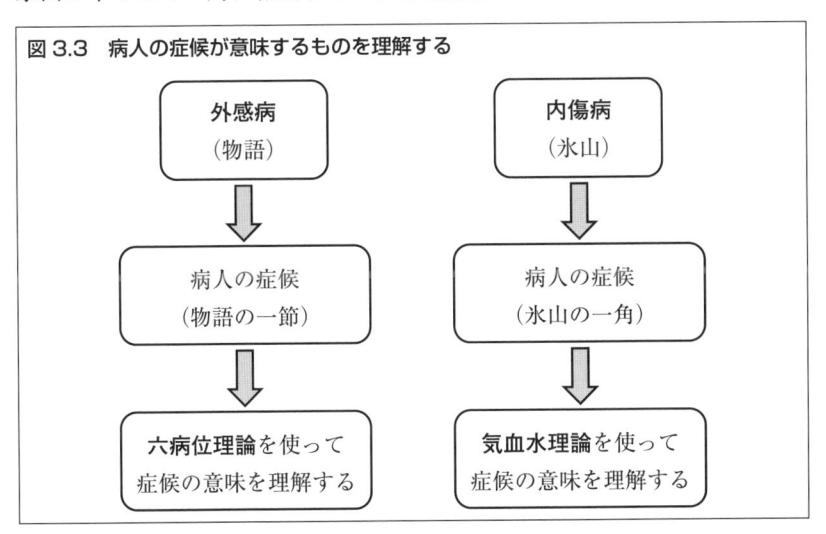

図3.3　病人の症候が意味するものを理解する

```
    外感病                    内傷病
   （物語）                  （氷山）
      ↓                       ↓
   病人の症候              病人の症候
  （物語の一節）           （氷山の一角）
      ↓                       ↓
  六病位理論を使って      気血水理論を使って
  症候の意味を理解する    症候の意味を理解する
```

3.4 西洋医学と漢方医学の問題認識の違い

西洋医学は疾患局所を問題と認識する

　ここでは、病人が抱えている問題を漢方医学がどのように認識し、理解し、そして解決するのか、西洋医学と比較しながら考えていくことによって、漢方医学の特質を浮き彫りにしてみたいと思います。
　最初に、疾患という問題を西洋医学がどのように認識しているのか復習しておきましょう。

　西洋医学は、局所の異常が問題であると認識しています。そして、その局所の異常を「疾患」と呼んでいます。
　疾患を中心に局所の状態を認識するために、西洋医学は病人を部分（臓器・器官）に分割します。機械が故障したときに、部品（パーツ）に分けて故障の所在を明らかにしてから修理するのと同じです。

　特定の臓器・器官に注目して問題を認識する方法論が、西洋医学の進歩につながってきました。
　目の問題は眼科、耳や鼻の問題は耳鼻科、胃や腸の問題は消化器科、心臓の問題は循環器科というように、どんどん専門分化することによって西洋医学の診断・治療は急速に進歩・発展してきたのです。
　また、心の問題は精神科が扱うべき疾患として区別することによって、病人が抱えている問題を単純化することに成功しました。

　しかし、この西洋医学の問題認識方法には限界があることも指摘されるようになってきました。
　眼精疲労は目の問題、めまいは耳の問題、過敏性腸症候群は腸の問題、動悸は心臓の問題にすぎないと言っていては解決できないケースが存在するのです。

漢方医学は病人全体を問題と認識する

　特定の臓器・器官に限局した疾患であっても、その背後には疾患の発生や経過に多大な影響を及ぼしている病人の存在があります。

　疾患の背後に存在する病人全体の状態を包括的に認識してはじめて、病人が抱えている問題を本当の意味で理解することができるのだと漢方医学は考えているのです。

　西洋医学が疾患局所の問題を分析的に認識しているのに対して、漢方医学は病人全体の問題を総合的に認識しているのだと言えます（図3.4）。

　ところで、漢方医学は心の問題をどのように認識しているのでしょうか。

　第3.2節で述べたように、漢方医学の診察では、身体的な自覚症状と精神的な自覚症状を区別することはありません。

　心と身体は一つであるという「心身一如（しんしんいちにょ）」の考え方で、病人が抱えている問題を全人的に認識・理解することが、西洋医学とは大きく異なる漢方医学の特質なのです。

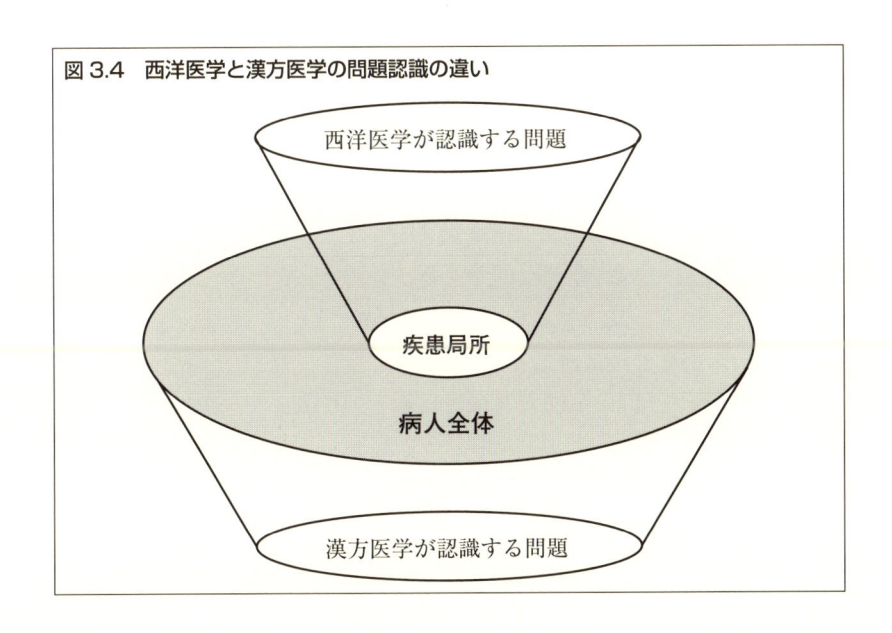

図3.4　西洋医学と漢方医学の問題認識の違い

西洋医学が認識する問題
疾患局所
病人全体
漢方医学が認識する問題

3.5 漢方医学の診断・治療の流れ

方剤の証と病態の証

　医学とは、病人が抱えている問題を認識し、理解し、解決するプロセスを体系化したものですが、西洋医学の体系と漢方医学の体系には大きな違いがあります。

　その理由は、問題を理解するプロセス、すなわち疾患の診断を中心に西洋医学が体系化されているのに対して、漢方医学は問題を解決する治療のプロセスを中心に体系化されているからです。

　そのため、漢方医学における証の診断は、治療のプロセスと密接につながっており、「診断即治療」の体系になっているのです。

　すでに述べた方証相対という診断・治療アプローチにおいては、「**方剤の証**」を診断するプロセスがそのまま治療方剤を選択するプロセスになっていたことを思い出してください（第2.3節参照）。

　方証相対を補完する別のアプローチとして、病人の状態を漢方医学独自の概念を使ってカテゴリーに分類する臨床理論がいくつも体系化されてきました。

　たとえば、「陰陽病態論」では、陰陽・虚実・寒熱・表裏といった概念を使って病人の状態を診断し、陰証・陽証・虚証・実証・寒証・熱証・表証・裏証といったカテゴリーに分類します。

　「六病位理論」では、陰陽病態論を発展させて、変化する病人の状態を三陽病（太陽病・少陽病・陽明病）と三陰病（太陰病・少陰病・厥陰病）にカテゴリー分類して診断します。

　「気血水理論」では、病人の状態を気血水の異常として理解し、気虚・気鬱・気逆・血虚・瘀血・津虚・水滞といったカテゴリーに分けて診断します。

　このような診断カテゴリーを、本書では「**病態の証**」と呼びます（病態の証については、第3部と第4部で詳しく解説します）。

証の診断と治療の指示の関係

「証とは、病人が表している症候を漢方医学的な概念を通して整理し、現時点における病人の状態を分類・理解する診断カテゴリーであり、同時に治療の指示である。」と定義することができます。

方剤の証を診断するプロセスは、そのまま治療方剤を選択するプロセスになっています。たとえば、病人の症候を総合的に認識して、病人の状態が麻黄湯証であると診断した時点で、治療方剤として麻黄湯を選択することができるのです。

一方、**病態の証**を診断するプロセスは、治療の方向性を指示するプロセスになっています。たとえば、寒証という診断は、病人を温める方向に作用する方剤群が適応になることを指し示しているのです。

したがって、図3.5に示したように、病態の証を診断して治療の方向性を決めてから、方剤の証を診断して治療方剤を選択するようにすればいいのです。

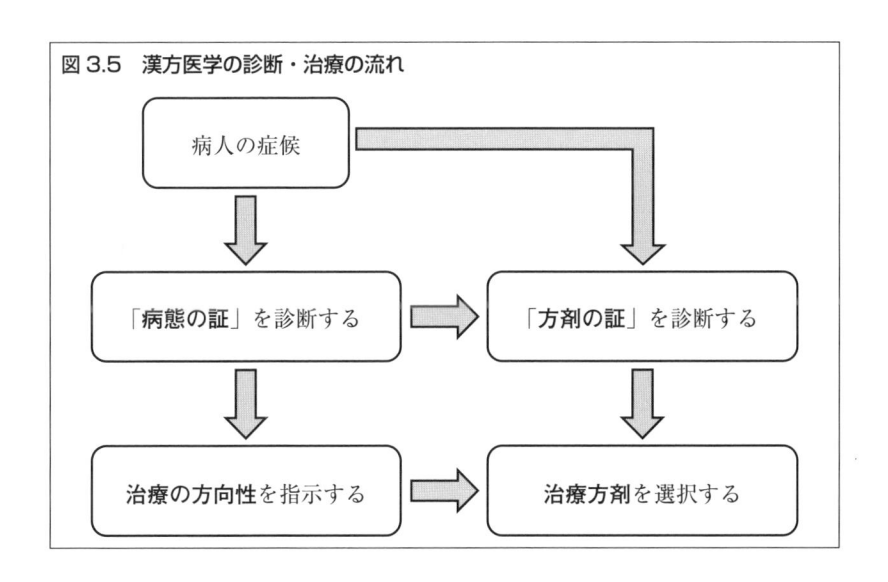

図3.5 漢方医学の診断・治療の流れ

第3章のまとめ

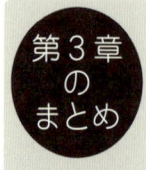

◆漢方医学は疾病を、外因によって発生する外感病（炎症性疾患）と、内因や不内外因によって発生する内傷病（非炎症性疾患）に大きく分けて考えている。

◆漢方医学的な診察（四診）では、病人の症候（自覚症状と他覚所見）がすべてどこかでつながっていると認識する。

◆外感病によって発現した症候が何を意味するのか、物語の中のどの一節に相当するのかを、六病位理論を使って理解することができる。

◆内傷病によって発現した症候が何を意味するのか、氷山の中のどの一角に相当するのかを、気血水理論を使って理解することができる。

◆疾患の背後に存在する病人全体の問題を認識してはじめて、病人が抱えている問題を本当の意味で理解することができる。

◆心と身体は一つであるという心身一如の考え方で、病人が抱えている問題を全人的に認識・理解することが、漢方医学の特質である。

◆証とは、病人が表している症候を漢方医学的な概念を通して整理し、現時点における病人の状態を分類・理解する診断カテゴリーであり、同時に治療の指示である。

◆病態の証を診断して治療の方向性を決めてから、方剤の証を診断して治療方剤を選択するようにする。

漢方の基礎を理解する

第2部

第4章　生命活動を司る3種類の生体システム
第5章　生体システムにおける体質的な個人差

　第2部では、あなたの脳の中に漢方医学の基本ソフト（生体に対する漢方医学の見方や考え方、漢方医学の基礎理論）をセットアップしていくことになります。

　第4章では、生命活動のダイナミクスについて、陰陽論の考え方を使って解説します。

　また、人間の生命活動を司っている3種類の生体システムについて、五臓論の考え方を使って解説します。

　第5章では、生体システムの活動に体質的な偏りが存在することを、虚実と寒熱の概念を使って解説します。

　この体質的な偏りは、疾病が発生する際の個人差となります。

　おそらく、あなたの脳の中には、西洋医学の基本ソフト（生体に対する西洋医学の見方や考え方、西洋医学の基礎理論）が既にセットアップされていることでしょう。

　西洋医学の基本ソフトが存在すると、漢方医学の基本ソフトをセットアップする障害になることがあります。そうならないように、西洋医学の基本ソフトをしばらく停止させておいてください。

　それでは、あなたの脳の中に漢方医学の基本ソフトをセットアップしていくことにしましょう。

第4章 生命活動を司る3種類の生体システム

4.1 生命活動と陽気・陰液の関係

生命活動の基本は陽気と陰液の働き

　私たち人間は、1日24時間の生命活動をどのように営んでいるのでしょうか。

　1日の活動を振り返りながら、具体的に考えてみましょう。

　最初に気がつくのは、目覚めている時間帯（普通は昼）に営んでいる活動と、眠っている時間帯（普通は夜）に営んでいる活動はまったく違うということです。

　個体のレベルでは、目覚めている間にさまざまな活動をしていますが、眠っている間は何も活動していないように見えます。

　しかし、身体を動かして機能を発現することだけが活動ではありません。細胞のレベルでは睡眠中にもさまざまな活動をしているのです。

　たとえば、子供は眠っている間に成長・発育します。

　このとき、筋肉や骨などの細胞は組織構造を形成する活動を盛んに営んでいるのです。

　一般に、精神運動機能を発現するような活動は覚醒中に営まれるのに対して、身体組織構造を形成するような活動は睡眠中に営まれるのだと言えるでしょう。

　陰陽論では、機能を発現するのは「**陽気**（ようき）」の働きであり、構造を形成するのは「**陰液**（いんえき）」の働きであると認識しています（図4.1）。

次に、機能を発現する活動と、構造を形成する活動との間に存在する関係について、器官レベルで考えてみましょう。

陽気と陰液による機能の発現・休止と構造の破壊・形成

一般に、ある器官が機能を発現しているときには、その器官は構造を形成する活動を停止しているだけでなく、逆に、器官の組織構造を破壊するような活動を営んでいます。

たとえば、ジョギングなどで下肢の骨格筋が運動機能を発現しているときには、骨格筋を構成する組織構造（筋線維など）はどんどん破壊されているのです。

そこで、器官が機能を発現する活動を休止している間に、その器官は破壊された組織構造を形成・修復するような活動を営む必要があります。

骨格筋の例で言えば、運動機能を休止している間にタンパク質を合成して、破壊された筋線維の構造を形成・修復する活動を営んでいるのです。

本章では、こうした機能の発現・休止と構造の破壊・形成のバランスが、陽気と陰液の対立・盛衰・補完関係（第2.5節参照）によってどのように維持されているのか、そのメカニズムについて明らかにしていきます（図4.1）。

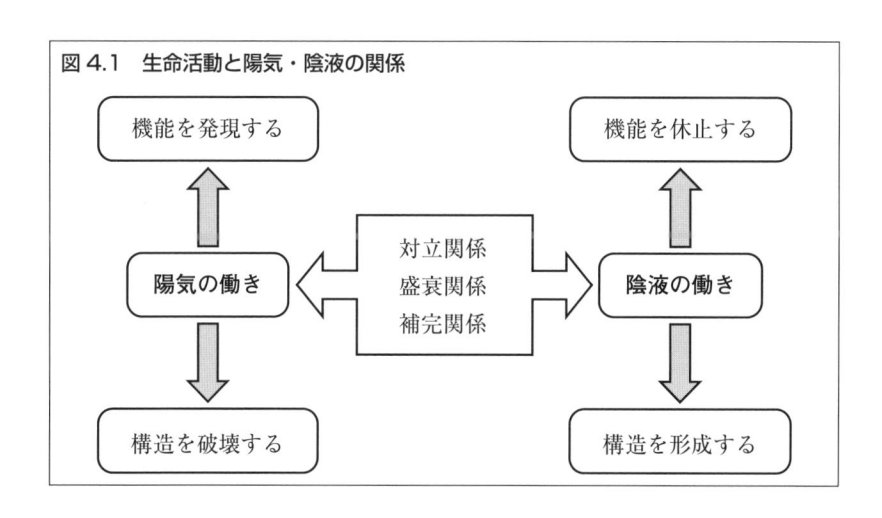

図4.1　生命活動と陽気・陰液の関係

4.2 有機的組織体システムと五臓の関係

有機的組織体システムとしての人間と五臓論

　西洋医学で使われる組織（tissue）という言葉は、特異的な機能を担うために共に働く細胞集団のことを意味しています。細胞集団としての組織には、上皮組織、支持組織、筋組織、神経組織などがあります。
　組織という言葉には、**有機的組織体**（organization）という意味もあります。これは、複数の組織成員の有機的協同によって、共通の組織目標を達成するための集団のことです。
　すべての生物は有機的組織体であり、その中で人間は最も複雑な有機的組織体であると言えます。

　組織とは、有機的に統制された組織成員の活動や情報伝達によって構成されるシステムであると捉えることもできます。
　人間をこのような有機的組織体システムとして認識・理解することが本章の目的です。
　そのためには、組織成員の活動をバラバラに考えるだけでなく、相互関係も同時に考える必要があるのです。

　漢方医学の**五臓論**は、人間という有機的組織体システムを認識・理解するための枠組みであり、その基本的な考え方を以下の3つに整理することができます（図4.2）。
　1）組織の成員（器官）をそれぞれの役割に応じて、5つの部署に配属することで、組織全体の活動が円滑に営まれる。
　2）5つの部署は互いに他の部署の活動を促進したり、抑制したりしながら、有機的組織体システム（人間）を形成している。
　3）肝・心・脾・肺・腎とは、5つの部署の役割と相互関係を象徴するシンボルである。

五臓論の枠組みを再構築する

　五臓論の基本的な考え方によって、人間の生命活動を認識・理解するとどのようになるでしょうか。

　その答えは、『黄帝内経』の中に詳しく記述されています。その一部を以下に紹介してみましょう。

1) 肝は筋を生じ、筋は心を生じ、肝は目を主る。
2) 心は血を生じ、血は脾を生じ、心は舌を主る。
3) 脾は肉を生じ、肉は肺を生じ、脾は口を主る。
4) 肺は皮毛を生じ、皮毛は腎を生じ、肺は鼻を主る。
5) 腎は骨髄を生じ、髄は肝を生じ、腎は耳を主る。

　いかがでしょうか。西洋医学の基礎知識をもっている現代人がこの記述を読むと、非科学的であると否定的に感じてしまうのも、無理はないかもしれません。

　そこで本書では、生命科学によって解明された人間の生命活動を、五臓論の枠組みを使って認識・理解するとどうなるのか、現代人向けに再構築してみることにしました。

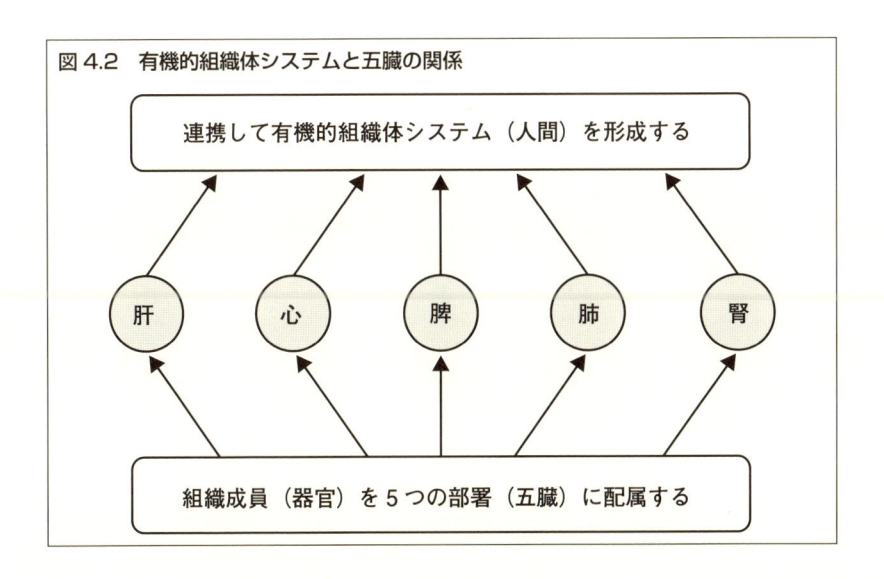

図4.2　有機的組織体システムと五臓の関係

連携して有機的組織体システム（人間）を形成する

肝　心　脾　肺　腎

組織成員（器官）を5つの部署（五臓）に配属する

4.3 3種類の生体システムとは

五臓と3種類の生体システムとの関係

　人間の生命活動を理解するときには、複数の階層（分子・細胞・器官・系統・個体のレベル）を区別して認識しなければなりません。

　このとき、西洋医学がどちらかと言うと分子や細胞のレベルに注目するのに対して、漢方医学の五臓論は器官や系統のレベルに注目するという大きな違いがあるのです。

　たとえば五臓論では、複数の器官を統合した系統レベルの働きを、肝・心・脾・肺・腎がそれぞれ以下のように分担しているのだと考えています。

1）肝系統は、筋肉のトーヌスを維持し、運動を制御する。
2）心系統は、意識レベルを保ち、精神活動を統括する。
3）脾系統は、飲食物を消化・吸収し、エネルギーを生成する。
4）肺系統は、皮膚の発汗を調節し、その防衛力を保持する。
5）腎系統は、骨・歯牙を形成し、成長・発育・生殖能を司る。

　本書では、五臓が分担している系統レベルの働きをわかりやすく説明するために、以下のように3種類の生体システムを設定しました。

1）肝系統と心系統の上位に「**精神運動システム**」を設定する
2）脾系統の上位に「**栄養補給システム**」を設定する
3）肺系統と腎系統の上位に「**生体防御システム**」を設定する

　図4.3に示したように、3種類の生体システムは、個体のレベル（有機的組織体システム）と五臓のレベルの中間に位置するわけです。

　このように、3種類の生体システムを設定することによって、本章でこれから紹介する漢方医学の基礎理論を、第3部と第4部で紹介する臨床アプローチ（六病位や気血水の考え方）と結び付けて理解することが容易になるのです。

3種類の生体システム間の相互関係

　3種類の生体システムは、お互いに助け合いながら生命活動を営んでいます。

　たとえば、栄養補給システムが食べ物を消化・吸収して、エネルギー源を供給することで、精神運動システムや生体防御システムは機能を発現することができるのです。

　それと同時に、各システムの間には、お互いに相手の活動を抑制するメカニズムが存在します。

　たとえば、風邪をひいて熱があるときには生体防御システムが機能を発現する一方で、精神運動システムや栄養補給システムの活動は全般的に抑制される傾向があります。

　このように、人間の生命活動は非常に複雑ですが、3種類の生体システムをそれぞれ個別に理解することによって、最終的には、その全体像を包括的に理解できるようになります。

　それでは、3種類の生体システムについて順番に見ていくことにしましょう。最初は、精神運動システムです。

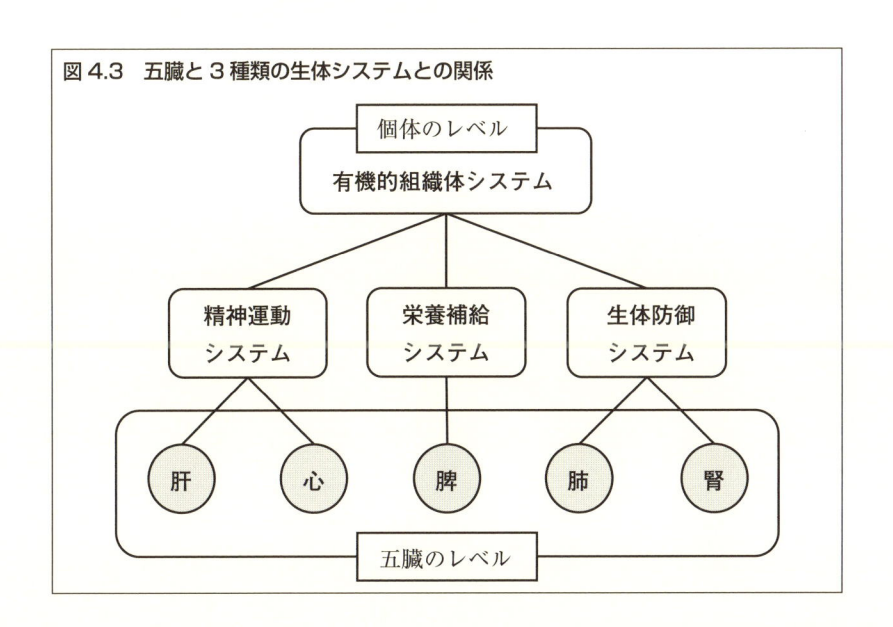

図4.3　五臓と3種類の生体システムとの関係

```
                 個体のレベル
              有機的組織体システム
         ┌───────────┼───────────┐
    精神運動        栄養補給        生体防御
    システム        システム        システム
    ┌──┴──┐         │         ┌──┴──┐
   肝   心         脾        肺   腎
              五臓のレベル
```

4.4 精神運動システム(1)：神気の働き

個体レベルの行動と休息を司る精神運動システム

　動物は、魚類から両生類、爬虫類、鳥類、哺乳類へと進化するプロセスにおいて、個体や種を保存するために、目覚めている時間帯に行動して本能的欲求を充足する能力を身につけてきました。

　たとえば、食欲（個体を保存するための本能的欲求）を充足するためにエサを捕獲する能力や、性欲（種を保存するための本能的欲求）を充足するために生殖行動を営む能力を発達させてきたのです。

　動物は欲求を充足すると、行動する必要がありません。何も行動せずに、リラックスして休息することができます。

　動物の行動は、欲求を充足するためだけに行われるわけではありません。

　外敵の攻撃から自らを守るために、外敵と闘ったり、外敵から逃げたりする行動も重要です。このとき、動物は外敵の攻撃というストレスに反応して行動しているのです。

　動物は外敵がいなくなると、行動する必要がありません。この場合もやはり、何も行動せずに、リラックスして休息することができるのです。

　動物が欲求を充足するために行動したり、ストレスに反応して行動したり、リラックスして休息したりできるのは、個体レベルで行動するための精神運動機能を進化させてきたからです。

　厳密に言うと、外界の情報を感覚器官で受信し、その入力情報を脳で処理し、脳からの出力情報を運動器官に発信するメカニズムを備えているからです。

　本書では、感覚器官から脳そして運動器官へと流れる情報を受信・処理・発信するメカニズムによって、個体レベルの行動と休息を司る生体システムを「**精神運動システム**」と呼ぶことにします。

精神運動システムにおける神気の働き

　人間の行動も他の動物の行動と基本的には似ているのですが、大脳の働きが他の動物よりも格段に優れているという大きな違いがあります。

　そのおかげで、言葉という情報を受信・処理・発信する能力を手にしました。言葉を使って考えることができるようになったのです。

　しかし、言葉を使って考えることの弊害も出てきました。人間は、行動していないときにも考え続けてしまうので、他の動物のように何もせずにリラックスするのが苦手なのです。

　五臓論では、人間が意識的に行動するときには「神気（＝五臓の心の陽気）」が働いているのだと考えています。

　精神運動システムにおいて、機能を発現する働きを担っている五臓の心の陽気のことを、特別に神気と呼んでいるわけです。

　神気は、精神運動機能を発現する働きだけでなく、酸素や栄養素を脳や骨格筋に供給する働きも担っています。すなわち、血液循環機能を発現する心臓や血管の働きも、神気の働きの中に含まれているのです（図4.4）。

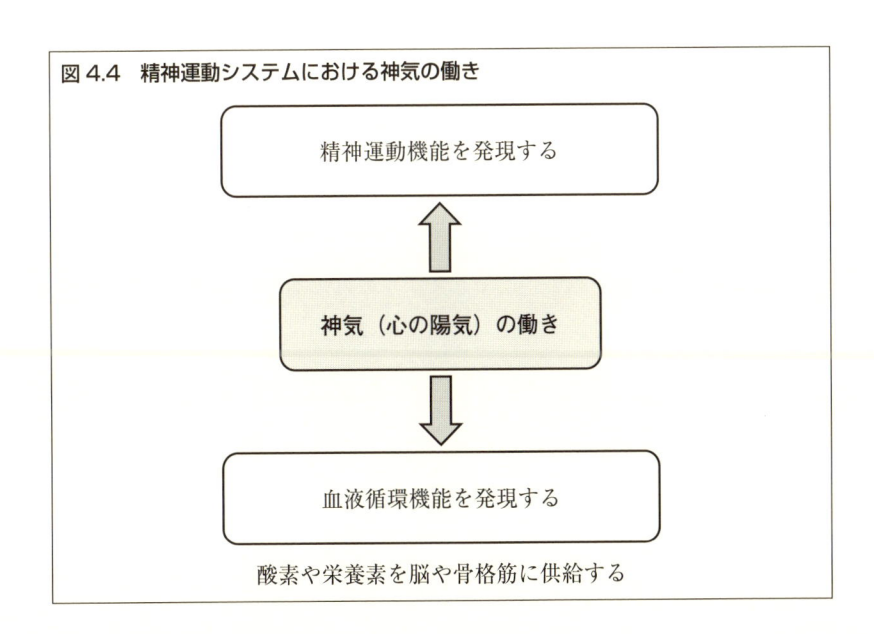

図4.4　精神運動システムにおける神気の働き

```
        精神運動機能を発現する
              ↑
      神気（心の陽気）の働き
              ↓
        血液循環機能を発現する
      酸素や栄養素を脳や骨格筋に供給する
```

4.5 精神運動システム(2)：バランス制御

脳内モノアミン系によるバランス制御

人間の行動は、中脳に神経核を有する3種類の脳内モノアミン系、すなわち脳内ドーパミン系、脳内ノルアドレナリン系、脳内セロトニン系によって制御されています。

ドーパミンは人間がみずからの脳内で作る覚醒剤であり、情動を駆動する快感分子です。ノルアドレナリンもまた覚醒性の神経伝達物質であり、緊急時やストレス時に多量に分泌されます。

過度の覚醒が持続して心身が疲労状態に陥ると、ドーパミン系の活動やノルアドレナリン系の活動を抑制して睡眠を導く神経伝達物質としてセロトニンが分泌されます。

実際にはそれほど単純ではないのですが、ここでは、脳内ドーパミン系が精神運動機能を発現する覚醒中枢であるのに対して、緊急時やストレス時に精神運動機能の発現を促進するのが脳内ノルアドレナリン系であり、精神運動機能の発現を抑制して心身の疲労を回復するのが脳内セロトニン系であるとシンプルに考えることにします。

漢方医学的には、緊急時やストレス時に神気の働きを促進するのが「肝陽（＝五臓の肝の陽気）」であり、安静時や睡眠時に神気の働きを抑制するのが「肝陰（＝五臓の肝の陰液）」なのです。

先ほどの3種類の脳内モノアミン系に当てはめると、脳内ドーパミン系は神気に相当し、脳内ノルアドレナリン系は肝陽に相当し、脳内セロトニン系は肝陰に相当します（図4.5）。

理解しやすいように、これら三者の関係を車に喩えてみましょう。

そうすると、車を駆動するエンジンが神気に相当し、車の駆動を制御するアクセルとブレーキが、それぞれ肝陽と肝陰に相当するのだとイメージすることができます。

自律神経系によるバランス制御

生体には、精神運動機能を発現する働きと、血液循環機能を発現する働きを連動して制御するメカニズムが備わっています。このメカニズムにおいて重要な役割を演じているのが自律神経系です。

具体的には、血液循環機能を発現する心臓や血管に固有の活動を、緊急時やストレス時には交感神経系が促進し、安静時や睡眠時には副交感神経系が抑制しているのです。

漢方医学的には、心臓や血管に固有の活動を司っているのが神気であり、その活動を促進する交感神経系が肝陽に相当し、抑制する副交感神経系が肝陰に相当するのだと考えます(図 4.5)。

肝陽や肝陰の働きは、神気による精神運動機能や血液循環機能の発現を制御してバランスを維持するだけではありません。

もっと積極的な役割があるのです。その役割について、次節で詳しく解説することにしましょう。

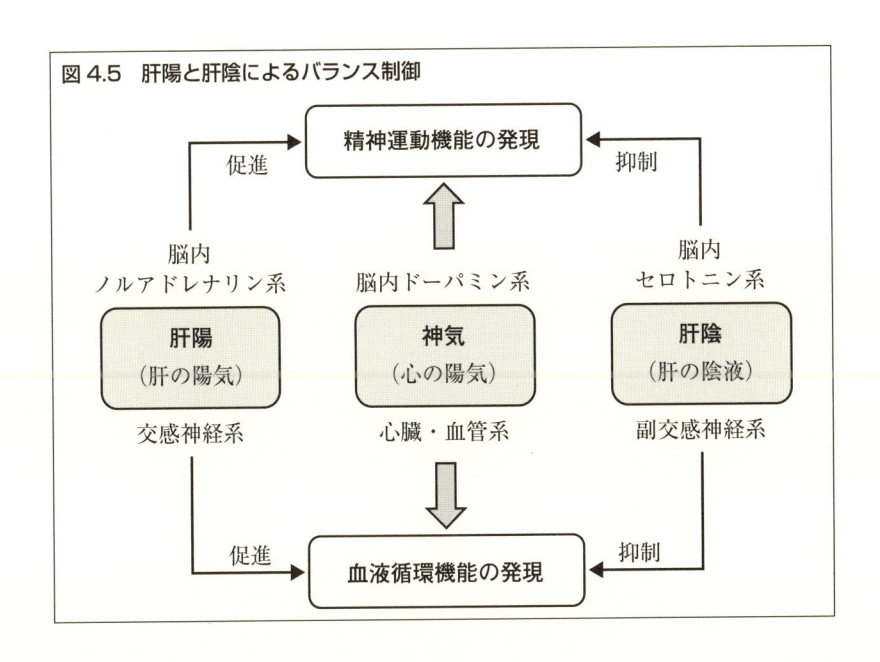

図 4.5 肝陽と肝陰によるバランス制御

```
                   精神運動機能の発現
         促進 ↗                    ↖ 抑制
                        ↑
   脳内                脳内               脳内
   ノルアドレナリン系    ドーパミン系       セロトニン系

   ┌─────┐         ┌─────┐         ┌─────┐
   │ 肝陽 │         │ 神気 │         │ 肝陰 │
   │(肝の陽気)│     │(心の陽気)│     │(肝の陰液)│
   └─────┘         └─────┘         └─────┘

   交感神経系         心臓・血管系       副交感神経系

         促進 ↘                    ↙ 抑制
                        ↓
                   血液循環機能の発現
```

4.6 精神運動システム(3)：肝陽と肝陰の働き

骨格筋と肝臓における肝陽と肝陰の働き

　第4.2節で述べたように、人体を構成する諸器官はすべて、ひとつの有機的組織体システムの構成要員であり、肝・心・脾・肺・腎という5つの部署に配属されて、それぞれの活動を営んでいます。

　五臓の中の「肝」という部署に配属される器官の代表は**骨格筋**と**肝臓**であり、**肝の陽気（肝陽）**と**肝の陰液（肝陰）**のバランスによって、その活動が制御されているのです。

　肝陽と肝陰によって制御される骨格筋の活動としては、筋線維のトーヌス（緊張度）が重要であり、肝陽と肝陰によって制御される肝臓の活動としては、タンパク質の代謝（分解と合成）が重要です（図4.6）。

　前節で述べたように、肝陽は精神運動機能の発現を促進する働きを担っており、肝陽の働きが盛んになると骨格筋における筋線維のトーヌスは亢進して、筋緊張状態になります。その結果、筋線維を構成するタンパク質は損傷・破壊され、廃材となって血液中に放出されるのです。

　このとき、タンパク質の代謝を司る肝臓は異化優位の状態になっており、廃材となった筋線維タンパク質をアミノ酸に分解します。また、アミノ酸からグルコースを新生して、脳や筋肉にエネルギー源を供給する活動も盛んになっているのです。

　逆に、肝陰は精神運動機能の発現を抑制する働きを担っており、肝陰の働きが盛んになると骨格筋における筋線維のトーヌスは低下して、筋弛緩状態になります。このとき、損傷・破壊された筋線維を形成・修復する活動が盛んになっているのです。

　その一方で、肝臓におけるタンパク質の代謝は、同化優位の状態になっています。筋線維の形成・修復に必要なアミノ酸やタンパク質が合成され、資材となって血液中に放出されるのです。

タンパク質の輸送を制御する肝陽と肝陰の働き

　肝陽の働きが盛んになっているときには、廃材としてのタンパク質は骨格筋から肝臓へと輸送され、肝陰の働きが盛んになっているときには、資材としてのタンパク質は肝臓から骨格筋へと輸送されます（図4.6）。

　この輸送を円滑に営むために、大循環系と門脈系における血液の流れを制御する肝陽と肝陰の働きについて考えてみましょう。

　肝陽が優位になると大循環系の血流が増大し、廃材としてのタンパク質や疲労物質、活性酸素などを含んだ血液を骨格筋が放出しやすくなります。同時に、肝臓は大循環系から血液を受け取りやすくなり、廃材としてのタンパク質や疲労物質、活性酸素の分解・解毒が円滑に進むのです。

　一方、肝陰が優位になると門脈系の血流が増大し、肝臓で合成されるアミノ酸やタンパク質、コレステロールなどの原料を含んだ血液を、肝臓が受け取りやすくなります。同時に、肝臓は大循環系へと血液を放出しやすくなり、骨格筋におけるタンパク質の形成・修復が円滑に進むのです。

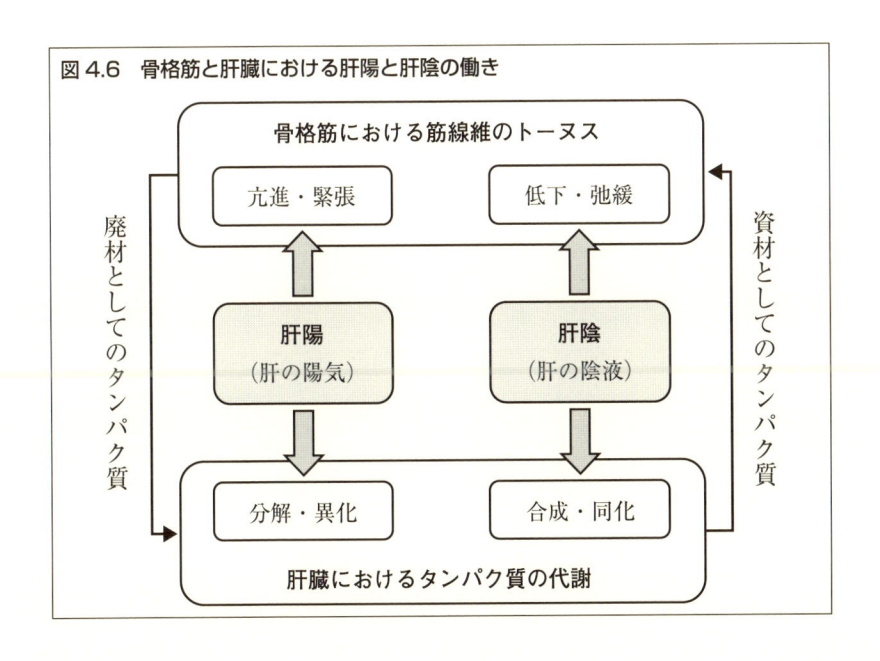

図4.6　骨格筋と肝臓における肝陽と肝陰の働き

骨格筋における筋線維のトーヌス
- 亢進・緊張
- 低下・弛緩

肝陽（肝の陽気）
肝陰（肝の陰液）

肝臓におけるタンパク質の代謝
- 分解・異化
- 合成・同化

廃材としてのタンパク質　　資材としてのタンパク質

4.7 生体防御システム(1)：衛気の働き

細胞の破壊と新生を司る生体防御システム

　ここからは、細胞レベルの生命活動（破壊と新生）を司る「**生体防御システム**」について考えてみたいと思います。

　人体を構成する細胞は、古くなって老朽化したり、病原体に感染したりすると死滅します。死滅した細胞を破壊して、新しい細胞を形成することによって、人体の構造的な恒常性が維持されているのです。

　死滅した細胞を破壊するのは、マクロファージなどの貪食細胞です。
　マクロファージは、単細胞動物のアメーバにそっくりの活動を営んでいます。細胞間質液の中をパトロールしながら移動して、エサである死滅細胞を見つけては、触手を伸ばしてそれを自らの細胞内に片っ端から取り込み、破壊・消化して吸収してしまうのです。
　マクロファージなどの貪食細胞は、進化的に古い自然免疫系の担い手です。その後、リンパ球を中心とする獲得免疫系が進化し、両者の連携によって複雑な生体防御システムが完成しました。

　近年、生体防御システムによって営まれる生体の活動範囲が広く解釈されるようになってきました。
　病原体やアレルゲンの侵入に対する炎症反応だけでなく、癌化した細胞や、死滅した細胞を破壊して、新しい細胞に置き換える活動もその中に含めて考えるようになってきたのです。
　生体防御システムの活動（細胞の破壊と新生）を陰陽論によって認識・理解するために、死滅した細胞を破壊して生体を防御する陽気の働きと、新しい細胞を形成して生体を修復する陰液の働きに注目していくことにします。

生体防御システムにおける衛気の働き

　五臓論では、生体が自らを防御するときには「衛気（＝五臓の肺の陽気）」が、体表部を循行しながら働いているのだと考えています。

　生体防御システムにおいて、機能を発現する働きを担っている五臓の肺の陽気のことを、特別に衛気と呼んでいるわけです。

　衛気は死滅した細胞を貪食・破壊したり、炎症反応や発熱反応を発現する役割を担っており、西洋医学的には免疫担当細胞やエイコサノイド（プロスタグランジン・ロイコトリエン・トロンボキサンなどの炎症反応を惹起する液性因子）の働きに相当します。

　衛気はまた、生体防御機能の発現によって汚染した水液や破壊産物を、リンパ還流によって体表部から排水する機能も担っています。すなわち、リンパ還流機能を発現する働きも、衛気の働きの中に含まれているのです（図 4.7）。

　それでは、衛気が司っている生体防御機能とリンパ還流機能の発現はどのように制御されているのでしょうか。次節で考えてみましょう。

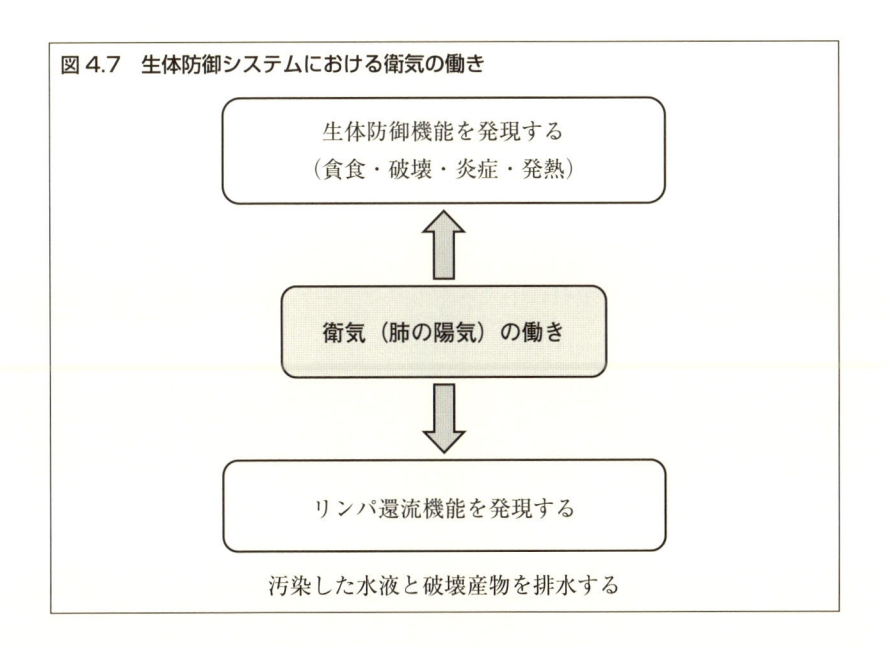

図 4.7　生体防御システムにおける衛気の働き

```
          生体防御機能を発現する
          （貪食・破壊・炎症・発熱）
                  ↑
          衛気（肺の陽気）の働き
                  ↓
          リンパ還流機能を発現する

       汚染した水液と破壊産物を排水する
```

4.8 生体防御システム(2):バランス制御

サイトカインによるバランス制御

　細菌やウイルスなどの病原体が体内に侵入すると、マクロファージなどの免疫担当細胞がインターフェロンやインターロイキン-1といった「**炎症性サイトカイン**」を産生・放出します。

　炎症性サイトカインは、脳の視床下部に存在する発熱中枢に作用して、ふるえによる熱産生と非ふるえによる熱産生を促進し、その結果として体温が37℃以上に上昇します。

　このとき、体温が高いにもかかわらず発汗が見られないのは、熱の放散を抑制して体温を十分に上昇させるためです。体温が十分に上昇すると、病原体の活動を抑えると同時に、マクロファージなどの免疫担当細胞を活性化することができるのです。

　炎症性サイトカインによる生体防御反応の活性化によって、生体を構成する細胞や組織の構造が破壊され、損傷を受けます。この損傷を修復するためには、細胞の分裂・増殖によって新しい細胞を作り、組織の構造を形成・再生しなければなりません。

　生体防御システムにおいて、傷害された細胞や組織の損傷修復を指令するのは、TGF-βやインターロイキン-4といった「**抗炎症性サイトカイン**」です。抗炎症性サイトカインには、炎症反応や発熱反応を抑制し、上皮細胞や血管内皮細胞の増殖や新生、細胞外基質タンパクの産生を促進する作用があるのです。この抗炎症性サイトカインによる損傷修復反応の活性化は、発熱時ではなく、解熱時に行われます。

　つまり、生体防御システムにおける炎症・発熱反応と消炎・解熱反応のバランスは、炎症性サイトカインと抗炎症性サイトカインのバランスによって制御されているのです。

腎陽と腎陰によるバランス制御

前節で述べたように、死滅した細胞の貪食・破壊を伴う生体防御機能を担っているのは、衛気の働きです。

発熱反応や炎症反応においても、衛気の働きが中心的な役割を演じており、その働きを炎症性サイトカインの指令が促進し、抗炎症性サイトカインの指令が抑制するのです。

漢方医学的には、生体防御機能を担っている衛気の働きを促進して炎症・発熱反応を活性化するのが「**腎陽（＝五臓の腎の陽気）**」であり、衛気の働きを抑制して消炎・解熱反応を活性化するのが「**腎陰（＝五臓の腎の陰液）**」であると考えます（図4.8）。

前節で述べたリンパ還流機能を担っている衛気の働きもまた、腎陽と腎陰によって同じように制御されているのだと本書では考えていますが、そのメカニズムについては西洋医学的にもまだ十分に解明されていません。

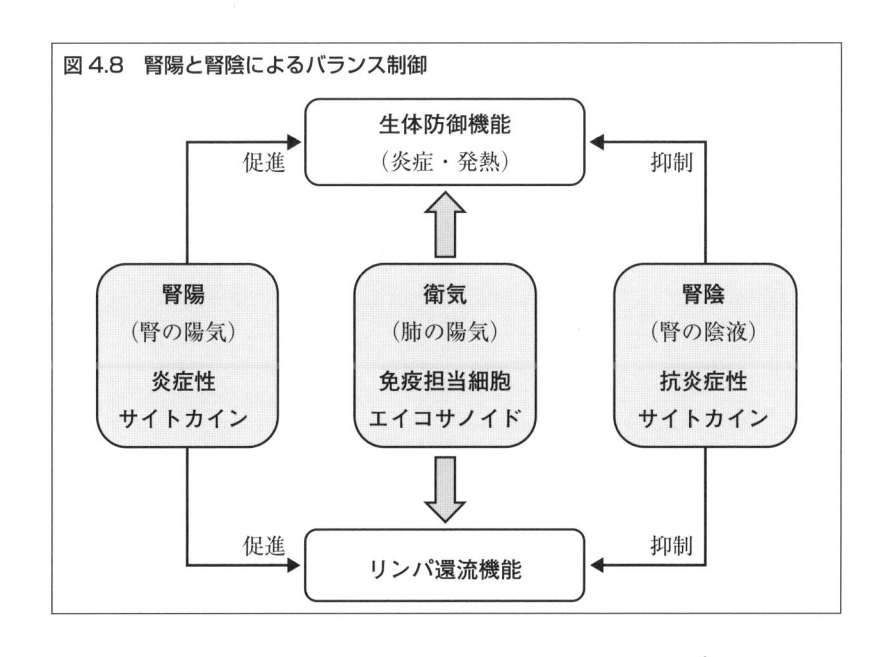

図4.8 腎陽と腎陰によるバランス制御

4.9 生体防御システム(3)：腎陽と腎陰の働き

細胞の新陳代謝における腎陽と腎陰の働き

　五臓の中の「腎」という部署に配属される器官の代表は、性腺を中心とする内分泌器官と腎臓を中心とする泌尿器官であり、**腎の陽気（腎陽）と腎の陰液（腎陰）**のバランスによって、その活動が制御されています。

　腎陽と腎陰によって制御される活動は多彩ですが、ここではその中でも特に重要な細胞の新陳代謝について紹介し、水液の代謝と循環についても後で紹介します。

　細胞の新陳代謝は、古くなった細胞がアポトーシスによって死滅し、新しい細胞が幹細胞の分裂・増殖によって新生することによって営まれています。

　成長・発育期には、細胞の死滅と新生のサイクルが非常に速いという特徴があります。また、成長ホルモンや性ホルモンの分泌・刺激によって新生する細胞の数が、死滅する細胞の数よりも圧倒的に多いので、全体としてのバランスは増殖の方向に大きく偏っているのです。

　成人になってからも、細胞の死滅と新生のサイクルは維持されています。人体を構成するすべての器官が、この細胞の新陳代謝によって健常な状態を維持しているのです。

　しかしながら、加齢とともに細胞の死滅と新生のサイクルは遅くなってきます。それと同時に、老化によって死滅する細胞の数が新生する細胞の数よりも多くなってくるので、全体としてのバランスは萎縮の方向に偏っているのです。

　五臓論では、成長・発育のプロセスを促進したり、老化のプロセスを食い止めて若さを維持したりするのが腎の重要な働きであると考えています。このとき、アポトーシスを促進する腎陽の働きと、細胞の新生・増殖を促進する腎陰の働きに分けて考えれば理解しやすくなります（図4.9）。

水液の代謝と循環を制御する腎陽と腎陰の働き

腎陽と腎陰には、**水液の代謝と循環**を制御する働きもあります。

腎陽は、尿細管における水液の再吸収を抑制して、老廃物を尿と一緒に排泄する活動を促進します。

その結果、血液の浸透圧は上昇し、細胞間質に存在する水液が血管内へと移動する流れを促進します。前節で述べたように、衛気によるリンパ還流機能の発現を促進するのも腎陽の働きです。

以上のことから、さまざまな生体活動によって汚染された間質液（汚水）を排泄・処理する下水道の役割を腎陽が担っているのだと言えます。

一方、尿細管において水液を再吸収する活動と、再吸収した水液（浄水）を血管外の細胞間質へ配給する活動を促進するのが腎陰の働きです。

腎陰によって供給される浄水は、ナトリウムやカリウム、カルシウム、リンなどのミネラルを豊富に含んでおり、細胞や骨、歯などが構造を形成する際には無機資源として利用されます。

腎陽が下水道の役割を担っているのに対して、腎陰は上水道の役割を担っているのだと言えます（図 4.9）。

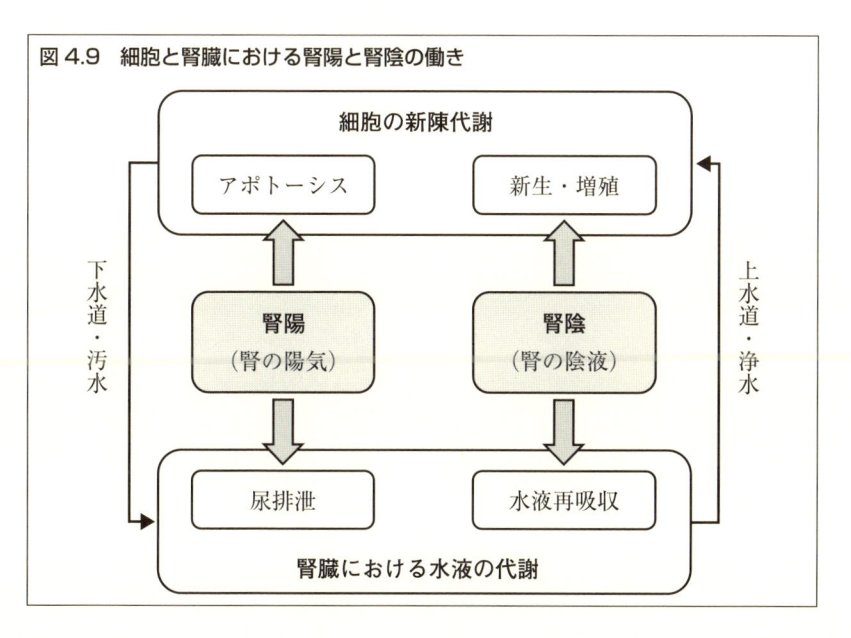

図 4.9　細胞と腎臓における腎陽と腎陰の働き

4.10 栄養補給システム(1)：胃気の働き

栄養の異化と同化を司る栄養補給システム

　ここからは、生命活動に必要なエネルギー源を産生・供給する「**栄養補給システム**」について考えてみたいと思います。

　細胞が生命活動を営むときには、エネルギーの通貨であるATPを必要とします。ATPとは、細胞内の小器官であるミトコンドリアで産生されるアデノシン三リン酸のことです。

　人体を構成するすべての細胞が、このATPのリン酸結合がはずれるときに発生する化学的エネルギーを通貨のように利用して生命活動を営んでいるのです。

　とくに、精神運動機能や生体防御機能を発現する活動には、多くのエネルギーが消費されます。

　そのため、運動機能を発現する骨格筋細胞はATPを大量に産生する必要があり、発熱反応においても大量のATPが産生されているのです。

　ATPの産生には、原料が必要です。ATPの原料になるのは、グルコースや遊離脂肪酸といった栄養素であり、グルコースや遊離脂肪酸の原料になるのは、食物に含まれる糖質や脂質です。

　人間は、糖質や脂質を含んだ食物を胃腸で消化・吸収し、吸収したグルコースや遊離脂肪酸からグリコーゲンや中性脂肪を合成（＝同化）して、一時的に体内（肝臓や筋肉、脂肪組織）に貯蔵します。

　そして、必要に応じて再びグルコースや遊離脂肪酸に分解（＝異化）することによって、ATPの原料を全身の細胞に供給しているのです。

　この一連の活動は、視床下部の満腹中枢と摂食中枢によって制御されており、本書では、両中枢を栄養補給システムに含めて考えています（次節を参照）。

栄養補給システムにおける胃気の働き

　五臓論では、生命活動に必要なエネルギー源を産生・供給する働きを担っているのは「胃気（＝胃の陽気）」であると考えています。

　胃気の働きの中で特に重要なのが、胃と腸に固有の活動によって発現する2つの機能、すなわち胃内消化機能と水穀輸送機能を発現する働きです。

　胃内消化機能とは、胃壁の蠕動運動と胃酸や消化液の分泌によって胃の内容物を攪拌・消化する機能のことです。

　また、水穀輸送機能とは、腸管の蠕動運動によって、腸の内容物（これを「水穀」と言う）を下方（口側から肛門側）へ輸送し、残りかすを便として体外へ排泄する機能のことです。

　これら2つの機能を発現するために消費されるエネルギー量は、胃気の働きによって産生されるエネルギー量よりも少ないために、残りのエネルギーを使って胃腸以外の全身の器官がそれぞれの機能を発現することが可能になるのです。

　以上の胃気の働きを、図4.10にまとめて示しました。

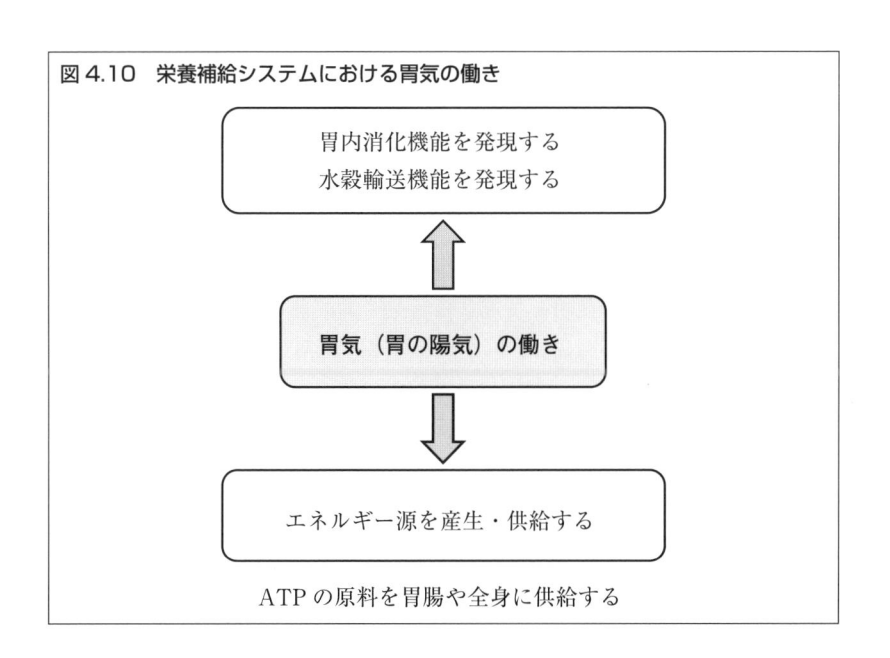

図4.10　栄養補給システムにおける胃気の働き

```
┌─────────────────────────┐
│   胃内消化機能を発現する   │
│   水穀輸送機能を発現する   │
└─────────────────────────┘
              ↑
┌─────────────────────────┐
│    胃気（胃の陽気）の働き    │
└─────────────────────────┘
              ↓
┌─────────────────────────┐
│   エネルギー源を産生・供給する   │
└─────────────────────────┘
   ATPの原料を胃腸や全身に供給する
```

4.11 栄養補給システム(2)：脾陽と脾陰の働き

胃気を促進する満腹中枢と脾陽の働き

　五臓の中の「**脾**」という部署に配属される器官の代表は、内分泌器官としての膵臓です。膵臓は、グルカゴンとインスリンを分泌して栄養代謝を制御する器官であり、その活動は視床下部の満腹中枢と摂食中枢によって制御されています。

　したがって、膵臓だけでなく、視床下部の満腹中枢と摂食中枢も脾という部署に配属させることによって、栄養補給システムの活動における脾の役割をより厳密に理解することが可能になります。

　視床下部の**満腹中枢**が興奮すると、以下の一連の活動が活性化されます。
　1) 胃平滑筋の蠕動運動を促進し、胃粘膜から胃酸や消化酵素を分泌して、胃の内容物を撹拌・消化する活動。
　2) 腸管の蠕動運動を促進し、小腸から大腸に内容物を輸送して、便を体外に排泄する活動。
　3) 膵臓からグルカゴンを分泌して、肝臓や筋肉、脂肪組織に貯蔵されている栄養素（グリコーゲンや中性脂肪）を異化・分解し、ATPの原料（グルコースや遊離脂肪酸）を全身に供給する活動。

　これらは、漢方医学的には「**脾陽（＝五臓の脾の陽気）**」によって活性化される活動です。その中には胃内消化機能や水穀輸送機能を促進する活動や、エネルギー源の供給を促進する活動も含まれています。

　以上をまとめると、脾陽には胃気の活動を促進する働きがあるのだと言えます（図4.11）。

　次に述べるように、胃気の活動は、視床下部の満腹中枢や膵臓から分泌されるグルカゴンだけでなく、視床下部の摂食中枢や膵臓から分泌されるインスリンによっても制御されているのです。

胃気を抑制する摂食中枢と脾陰の働き

視床下部の**摂食中枢**が興奮すると、以下の一連の活動が活性化されます。

1）飲食物を口から体内に摂取し、胃で受納する活動（このとき、胃は蠕動運動を停止して弛緩しています）。

2）胃の内容物を小腸へ排泄し、腸液や膵液、胆汁を分泌して消化・吸収する活動（このとき、腸は蠕動運動を停止して弛緩しています）。

3）膵臓からインスリンを分泌して、小腸から吸収したグルコースや遊離脂肪酸を使ってグリコーゲンや中性脂肪を同化・合成し、肝臓や筋肉、脂肪組織に貯蔵する活動。

これらは、漢方医学的には「**脾陰（＝五臓の脾の陰液）**」によって活性化される活動です。その中には消化管の蠕動を停止して水穀を吸収する活動や、エネルギー源を供給せずに貯蔵しておく活動も含まれています。

以上をまとめると、脾陰には胃気の活動を抑制する働きがあるのだと言えます（図4.11）。

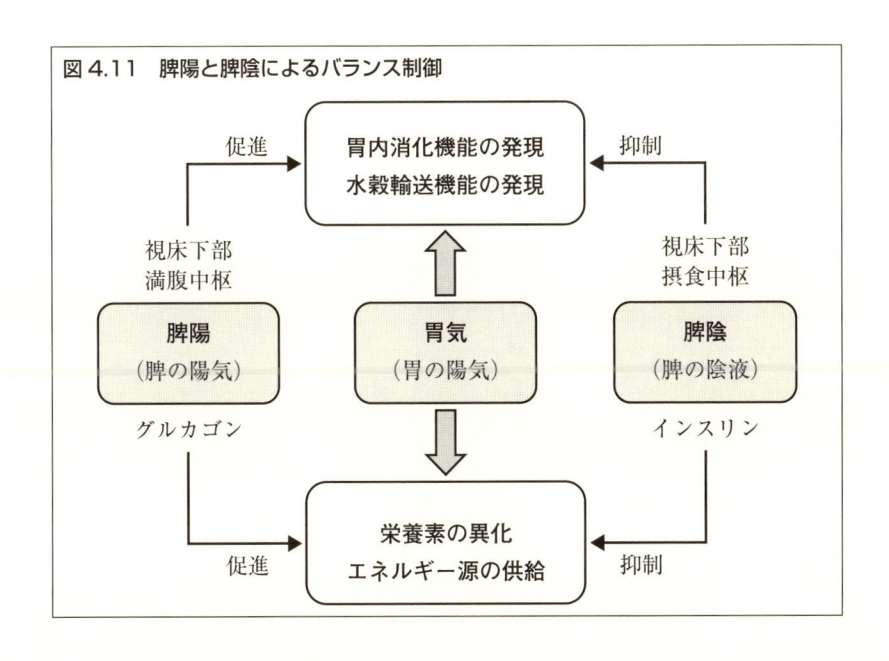

図4.11　脾陽と脾陰によるバランス制御

4.12 生体システムを会社組織に喩える

生体システムの全体像と五臓論における健康

　本章の最後に、ここまで個別に説明してきた生体システムの全体像を、会社組織に喩えてイメージできるようにしてみたいと思います（図4.12）。

　会社組織を構成する社員は、営業や企画、総務、人事、財務、経理などさまざまな業務を分担しながら仕事をしています。このとき、所属する部署の違いによって、社員が分担する仕事の内容は異なります。
　人体組織の場合、社員に相当するのは細胞です。また、細胞が分担する仕事の内容は、所属する器官や系統の種類によって異なります。

　業種によって会社の組織系統は多様ですが、ここではサービス業を想定して、営業・企画部と総務・人事部と財務・経理部の3系統に分けて考えることにします。
　これら3系統の部署が互いに連携・協力しながら働くことで、会社組織全体としての業務が健全に営まれるわけです。

　人体組織に当てはめると、営業・企画部に相当するのは精神運動システム、総務・人事部に相当するのは生体防御システム、財務・経理部に相当するのは栄養補給システムということになります。
　ここで重要なポイントは、会社組織と同じように人体組織もまた、これら3種類の生体システムが協働することではじめて、全体としての活動が健全に営まれるということです。そしてこのとき、人間は健康であると実感するわけです。
　したがって、五臓論における健康とは、本章で紹介した五臓の陽気と陰液の働きがすべて正常で、3種類の生体システムの活動も全体として健全に営まれている状態であると定義することができます。

個体の健康を維持する自然治癒力

会社組織の場合、一人ひとりの社員の活動が健全であれば、会社全体の活動も健全となり、社員の活動が不健全であれば、会社全体の活動も不健全になってしまいます。

その一方で、会社組織には、不健全な社員の活動に対処しながら、組織全体の活動を健全に維持するメカニズムが備わっています。社員が一人くらい病気になって欠勤しても、その穴を埋めることはできるのです。

人体組織の場合も同様です。細胞レベルの健康状態が、個体レベルの健康状態を左右する一方で、細胞が少しくらい異常な状態に陥っても、個体の健康を維持する能力が備わっているのです。

この能力を、漢方医学は「**自然治癒力**」と呼んでいます。

自然治癒力は、生体防御システムだけが担っている能力ではありません。精神運動システムや栄養補給システムと協働しながら発揮される生体システム全体の働きが、健康を回復・維持・増進しているのです。

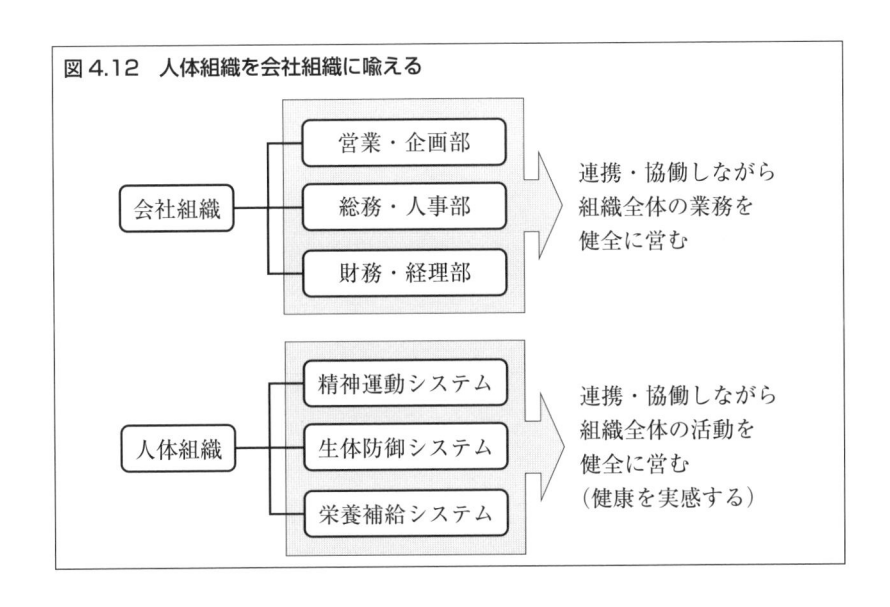

図4.12 人体組織を会社組織に喩える

```
会社組織 ─┬─ 営業・企画部
          ├─ 総務・人事部      ⇒ 連携・協働しながら
          └─ 財務・経理部         組織全体の業務を
                                  健全に営む

人体組織 ─┬─ 精神運動システム
          ├─ 生体防御システム  ⇒ 連携・協働しながら
          └─ 栄養補給システム     組織全体の活動を
                                  健全に営む
                                  （健康を実感する）
```

第4章のまとめ

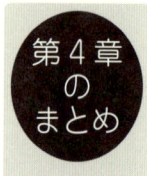

◆陰陽論では、生体が機能を発現するのは「陽気」の働きであり、生体が構造を形成するのは「陰液」の働きであると認識している。

機能の発現・休止と構造の破壊・形成のバランスは、陽気と陰液の対立・盛衰・補完関係によって維持されている。

◆五臓論では、人間という有機的組織体システムを5つの部署（肝・心・脾・肺・腎）に分けて認識・理解する。

五臓は、複数の器官を統合した系統レベルの働きを分担している。

◆本書では、個体のレベルと五臓のレベルの中間に、3種類の生体システムを以下のように設定している。
1）肝系統と心系統の上位に「精神運動システム」を設定する
2）脾系統の上位に「栄養補給システム」を設定する
3）肺系統と腎系統の上位に「生体防御システム」を設定する

◆精神運動システムにおいて、機能を発現する働きを担っている五臓の「心の陽気」のことを、特別に「神気」と呼ぶ。

◆緊急時やストレス時に神気の働きを促進するのが「肝陽（肝の陽気）」であり、安静時や睡眠時に神気の働きを抑制するのが「肝陰（肝の陰液）」である。

◆肝陽の働きが盛んになると、骨格筋における筋線維のトーヌスは亢進し、筋線維を構成するタンパク質は損傷・破壊される。肝臓は異化優位の状態になって、廃材となったタンパク質をアミノ酸に分解する。

◆肝陰の働きが盛んになると、骨格筋における筋線維のトーヌスは低下し、損傷・破壊された筋線維を形成・修復する。肝臓は同化優位の状態になって、アミノ酸やタンパク質を合成し、資材として供給する。

◆生体防御システムにおいて、機能を発現する働きを担っている五臓の「肺の陽気」のことを、特別に「衛気」と呼ぶ。

◆衛気の働きを促進して炎症・発熱反応を活性化するのが「腎陽（腎の陽気）」であり、衛気の働きを抑制して消炎・解熱反応を活性化するのが「腎陰（腎の陰液）」である。

◆成長・発育のプロセスを促進し、老化のプロセスを食い止めて若さを維持するのが腎の重要な働きであり、アポトーシスを促進する腎陽の働きと、細胞の新生・増殖を促進する腎陰の働きに分けて考えられる。

◆栄養補給システムにおいて、エネルギー源を産生・供給する働きを担っているのが「胃気（胃の陽気）」であり、胃内消化機能と水穀輸送機能を発現する。

◆視床下部の満腹中枢や膵臓から分泌されるグルカゴンによって胃気の活動を活性化するのが「脾陽（脾の陽気）」の働きであり、視床下部の摂食中枢や膵臓から分泌されるインスリンによって胃気の活動を抑制するのが「脾陰（脾の陰液）」の働きである。

◆五臓の働きがすべて正常で、3種類の生体システムの活動も全体として健全に営まれている状態が健康である。

第5章 生体システムにおける体質的な個人差

5.1 発病前の個人差と発病後の個人差

発病前に見られる体質的な個人差

　人間には、体質的な個人差というものが存在します。

　たとえば、幼少時から虚弱な人もいれば、幼少時から頑強な人もいます。あるいは、幼少時から寒がりの人もいれば、幼少時から暑がりの人もいます。

　幼少時の体質は大抵、そのまま成人後も変わらないものですが、どこかで体質が大きく変化する人もいます。

　したがって、体質の形成には遺伝的・先天的な要因だけでなく、後天的な要因も関わっていることが推測されるわけです。

　いずれにしても、疾病が発生する前の段階で、人間には体質的な個人差が明らかに存在するのです。

　本章では、体質的な個人差を、**生体システムのパワー**における個人差と、**生体システムの反応性**における個人差に分けて考えることにします。

　その概要をまとめると、次のようになります。
　1）体質的に虚弱な人は、生体システムのパワーが全般的に弱い。
　2）体質的に頑強な人は、生体システムのパワーが全般的に強い。
　3）体質的に寒がりの人は、生体システムの反応性が全般的に低い。
　4）体質的に暑がりの人は、生体システムの反応性が全般的に高い。

また本書では、生体システムのパワーが全般的に弱い体質を「**虚証タイプ**」、強い体質を「**実証タイプ**」と呼び、生体システムの反応性が全般的に低い体質を「**寒証タイプ**」、高い体質を「**熱証タイプ**」と呼ぶことにします（図5.1）。

発病後に見られる病態の個人差

体質的に正反対であれば、たとえ同じ疾病が発生した場合であっても、発病後に見られる病態には個人差が存在します。

たとえば、体質的に虚弱で寒がりの人が風邪をひくと、発熱反応や炎症反応は弱い傾向を示すのに対して、体質的に頑強で暑がりの人が風邪をひくと、発熱反応や炎症反応は強く出現する傾向を示します。

しかし、発病後に見られる病態の個人差に影響する要因は、体質の違いだけではありません。

たとえ体質が同じであったとしても、体質以外のさまざまな要因が影響するために、実際に出現する病態にはもっと複雑な個人差が存在するのです。

発病後に見られる病態の個人差については次章で詳しく解説しますが、本章で紹介する体質的な個人差と似ているところがあるので混同しないように注意してください。

図5.1 発病前に見られる体質的な個人差

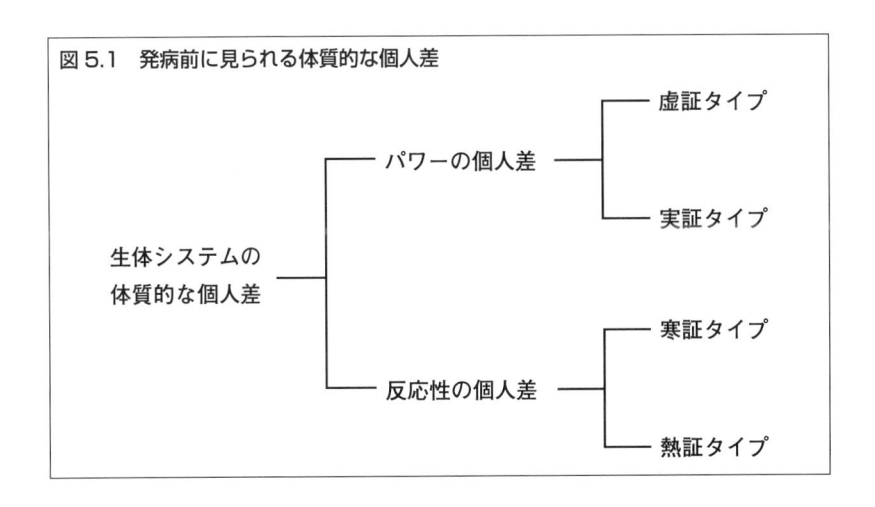

生体システムの体質的な個人差
- パワーの個人差
  - 虚証タイプ
  - 実証タイプ
- 反応性の個人差
  - 寒証タイプ
  - 熱証タイプ

5.2 生体システムのパワーにおける個人差

虚証タイプと実証タイプ

生体システムには、機能を発現する次のようなパワーが備わっています。
1) **活力**（＝精神運動機能を発現する**神気**のパワー）
2) **免疫力**（＝生体防御機能を発現する**衛気**のパワー）
3) **消化力**（＝胃内消化機能を発現する**胃気**のパワー）

これらのパワーには体質的な個人差があります。その個人差は、構造を形成する**陰液（肝陰・腎陰・脾陰）**の働きが体質的に弱かったり、強かったりするために生じるのです。

それでは、陰液の働きが弱いとどのような結果になるのでしょうか。逆に、陰液の働きが強いとどのような結果になるのでしょうか。

第4章で説明したように、肝陰は筋肉を形成し、腎陰は骨を形成し、脾陰は脂肪を形成する活動を営んでいます。

したがって、陰液の働きが体質的に弱い場合には、筋肉や骨、脂肪の形成は不十分となり、筋肉の発達は悪く、骨格は細く、脂肪も少ない体格になります。

このようなタイプを「**虚証タイプ**」と呼びます。虚証タイプの人は、活力・免疫力・消化力が全般的に弱いという特徴を示します（図5.2）。

逆に、陰液の働きが体質的に強い場合には、筋肉や骨、脂肪の形成は旺盛となり、筋肉の発達は良好で、骨格は太く、脂肪も多い体格になります。

このようなタイプを「**実証タイプ**」と呼びます。実証タイプの人は、活力・免疫力・消化力が全般的に強いという特徴を示します（図5.2）。

虚証タイプと実証タイプの特徴については、第5.4節でさらに詳しく紹介します。

虚実のタイプを車に喩えて理解する

　人間を車に喩えると、骨格や筋肉、脂肪の発達状態というのは車体の重量やエンジンの排気量、ガソリンタンクの容量に相当すると考えることができます。

　すなわち、車体の重量やエンジンの排気量やガソリンタンクの容量が小さい小型車は、虚証タイプに相当するわけです。

　反対に、車体の重量やエンジンの排気量やガソリンタンクの容量が大きい大型車は、実証タイプに相当します。

　ところで小型車には、燃費が良くて、排気ガスの量が少ないという長所がありますが、パワー（馬力）が弱くて、貯蔵できる燃料も少ないという短所があります。

　反対に大型車には、パワー（馬力）が強くて、貯蔵できる燃料も多いという長所がありますが、燃費が悪くて、排気ガスの量が多いという短所があります。

　虚証タイプと実証タイプもまた、車と同じように、それぞれ長所と短所があるのです。そのことについて、次節で詳しく考えてみましょう。

図5.2　生体システムのパワーにおける個人差

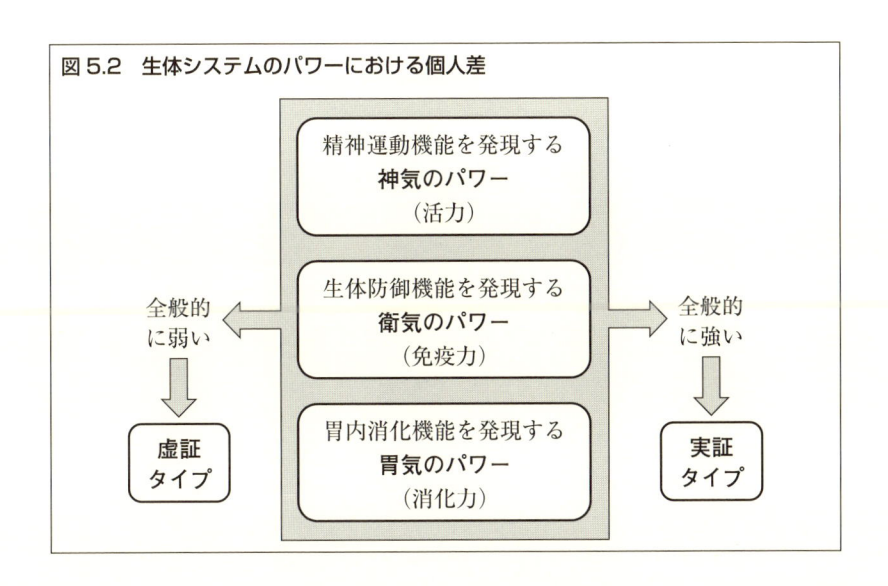

精神運動機能を発現する
神気のパワー
（活力）

生体防御機能を発現する
衛気のパワー
（免疫力）

胃内消化機能を発現する
胃気のパワー
（消化力）

全般的に弱い → 虚証タイプ

全般的に強い → 実証タイプ

5.3 虚証タイプと実証タイプの適応戦略

コストとパワーのトレードオフ関係

　車を購入するときには、いろいろな条件を考慮して小型車にするか大型車にするかを決めます。

　小型車が選ばれるのは、購入時の費用だけでなく、購入後の維持費も含めたコストが大型車よりも安いからです。燃費がいいので、ガソリン代は安くすみます。車両が小さいので、点検や修理に必要な費用も少なくてすみます。しかし、パワーは期待できません。

　逆に、大型車が選ばれるのは、やはりパワーがあるからでしょう。走るという能力で比較すれば、小型車よりも圧倒的に優れていると言えます。しかし、燃費が悪いのでガソリン代は高くつき、車両が大きいので点検や修理の費用もたくさん必要になります。

　車の場合、コストとパワーとの間にはトレードオフの関係（一方を追求すれば他方を犠牲にせざるを得ないという二律背反の関係）が存在するのです。

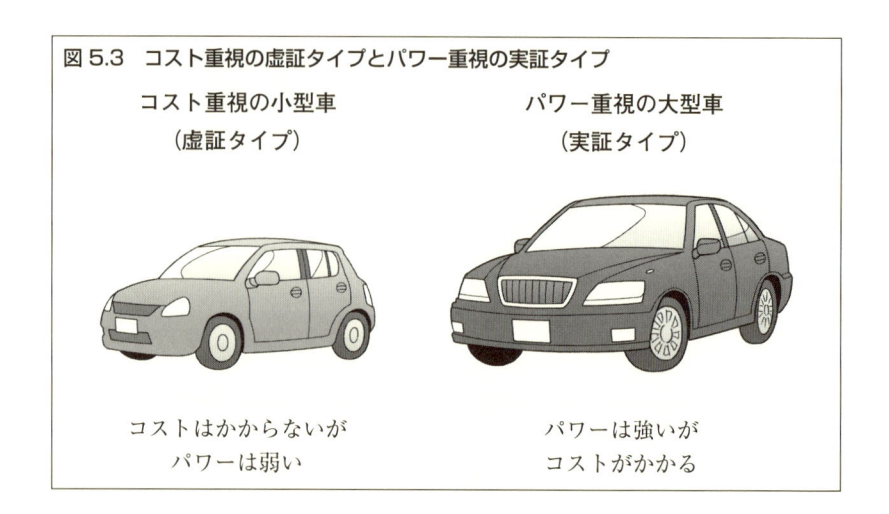

図5.3　コスト重視の虚証タイプとパワー重視の実証タイプ

コスト重視の小型車
（虚証タイプ）

パワー重視の大型車
（実証タイプ）

コストはかからないが
パワーは弱い

パワーは強いが
コストがかかる

コスト重視の虚証タイプとパワー重視の実証タイプ

　人間の場合も同様に、コストとパワーとの間にはトレードオフの関係が存在します（図 5.3）。

　虚証タイプの人は体格が小さいので、人体を構成する細胞や器官を形成・維持するための有機資源（タンパク質やアミノ酸など）の補給は少なくてすみます。消費するエネルギーも少ないので、ATP の原料（グルコースや脂肪酸）をそれほど多くは必要としません。そのかわり、活力や免疫力、消化力といったパワーを期待することもできません。

　逆に、実証タイプの人にはパワーがあります。パワーを必要とする活動能力で比較すれば、虚証タイプよりも圧倒的に優れていると言えます。しかし、人体構造を形成・維持するためのコストや、パワーを発現するためのコストが高くつくわけです。

　人類が進化してきた過程において、コストとパワーのバランスがあまりにも偏った個体は淘汰され、ある程度バランスのとれた個体が生き残ってきたであろうと考えられます。

　食料が不足していた時代には、パワーを少しだけ犠牲にしてコストを重視する適応戦略を採用した虚証タイプの個体のほうが、生き残るチャンスは高かったことでしょう。

　また、食料が十分あった時代には、コストを少しだけ犠牲にしてパワーを重視する適応戦略を採用した実証タイプの個体のほうが、生き残るチャンスは高かったはずです。

　そして、人類全体で考えたときには、虚証タイプから実証タイプまで幅広いバリエーションを揃えておくことが、最も優れた適応戦略であったわけです。

5.4 虚証タイプと実証タイプの特徴

虚証タイプの特徴

1) **精神運動システム**：肝陰の働きが体質的に弱いために、神気のパワーが弱く、下記の特徴を示します。
   ①筋肉の発達が悪く、体力、筋力が弱い
   ②目や声に力がない
   ③脈の力が弱い
   ④貧血傾向
   ⑤皮膚が薄く、乾燥してカサカサする
   ⑥性格が内向的、行動が消極的

2) **生体防御システム**：腎陰の働きが体質的に弱いために、衛気のパワーが弱く、下記の特徴を示します。
   ①骨格が細い、身長が低い
   ②風邪をひきやすい、風邪が治りにくい
   ③傷が治りにくい
   ④汗をかきやすい
   ⑤尿の回数が多い、夜間尿がある
   ⑥細胞内の水液量が少ない

3) **栄養補給システム**：脾陰の働きが体質的に弱いために、胃気のパワーが弱く、下記の特徴を示します。
   ①やせていて、体脂肪が少ない
   ②腹力は軟弱
   ③食欲不振、消化力も弱い
   ④すぐに満腹になって、少量しか食べられない
   ⑤軟便で下痢傾向

実証タイプの特徴

1) **精神運動システム**：肝陰の働きが体質的に強いために、神気のパワーが強く、下記の特徴を示します。
   ①筋肉の発達が良く、体力、筋力が強い
   ②目や声に力がある
   ③脈の力が強い
   ④多血傾向
   ⑤皮膚が厚く、あぶらっぽくて、化膿しやすい
   ⑥性格が外向的、行動が積極的

2) **生体防御システム**：腎陰の働きが体質的に強いために、衛気のパワーが強く、下記の特徴を示します。
   ①骨格が太い、身長が高い
   ②風邪をひきにくい、風邪が治りやすい
   ③傷がケロイドになりやすい
   ④汗をかきにくい
   ⑤尿の回数が少ない、夜間尿がない
   ⑥細胞内の水液量が多い

3) **栄養補給システム**：脾陰の働きが体質的に強いために、胃気のパワーが強く、下記の特徴を示します。
   ①太っていて、体脂肪が多い
   ②腹力は充実
   ③食欲旺盛、消化力も強い
   ④なかなか満腹にならず、いくらでも食べられる
   ⑤硬便で便秘傾向

5.5 生体システムの反応性における個人差

寒証タイプと熱証タイプ

　ここからは、生体システムの反応性における体質的な個人差について考えてみましょう。

　もしも、神気・衛気・胃気のパワーが同程度であれば、生体システムの反応性が低いほど機能を発現する活動は弱くなり、反応性が高いほど機能を発現する活動は強くなります。

　生体システムの反応性に個人差が発生するのは、神気・衛気・胃気の働きを活性化する**陽気**（**肝陽・腎陽・脾陽**）の反応性が体質的に低かったり、高かったりするためです。

　第4章で解説したように、肝陽は交感神経系を活性化して心身の緊張状態を維持し、腎陽は熱を産生して体温を維持し、脾陽はATPの原料を産生して生体内のエネルギー量を維持する活動を営んでいます。

　これら3種類の陽気の反応性が低い場合には、エネルギー代謝は全般的に低下して、心身の緊張・興奮を維持できず、体温は低く寒がりで、ATP不足の状態になります。

　このようなタイプを「**寒証タイプ**」と呼びます。寒証タイプの人は、生体機能を発現する神気・衛気・胃気の働きが全般的に衰退する傾向を示します（図5.4）。

　逆に、これら3種類の陽気の反応性が高い場合には、エネルギー代謝は全般的に亢進して、心身の緊張・興奮は過剰となり、体温は高く暑がりで、ATP有余の状態になります。

　このようなタイプを「**熱証タイプ**」と呼びます。熱証タイプの人は、神気・衛気・胃気の働きが全般的に亢進する傾向を示します（図5.4）。

　寒証タイプと熱証タイプの特徴については、第5.7節でさらに詳しく紹介します。

寒熱のタイプを車に喩えて理解する

寒熱のタイプについても、車に喩えて考えてみましょう。

昔の車は、エンジンがオーバーヒートしてストップしてしまうことがよくありました。エンジンの温度が高くなりすぎると、車は走行できなくなってしまったのです。

また、エンジンを始動してすぐに走行することもできませんでした。アイドリング状態でエンジンを温めてから、実際の走行を開始しなければ、エンジンがストップしてしまったからです。

寒証タイプの人は、オーバーヒートしないように、エンジンの温度を低めに設定して走行している車に相当します。

逆に、熱証タイプの人は、エンジンが冷えてストップしないように、温度を高めに設定して走行している車に相当します。

なぜ、そのようなタイプの違いが生じたのでしょうか。次節で詳しく考えてみたいと思います。

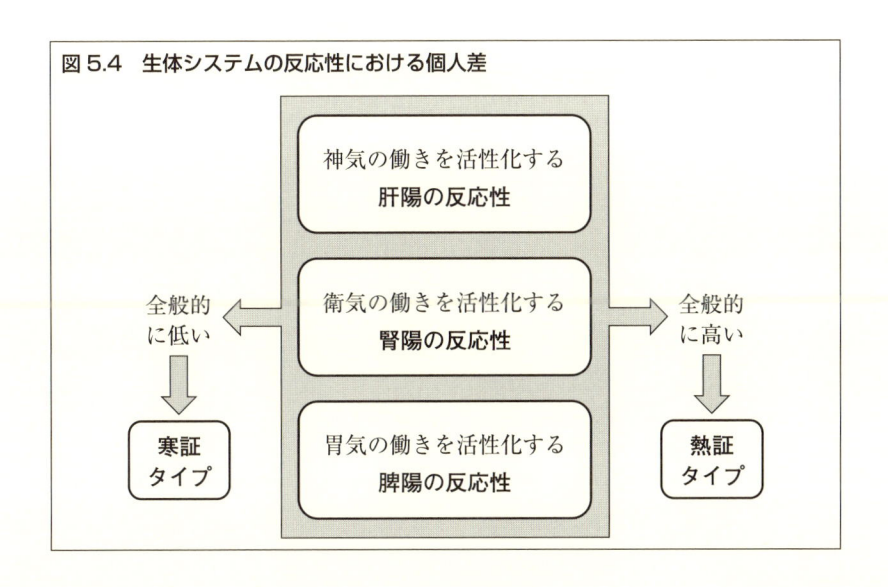

図5.4 生体システムの反応性における個人差

- 神気の働きを活性化する **肝陽の反応性**
- 衛気の働きを活性化する **腎陽の反応性**
- 胃気の働きを活性化する **脾陽の反応性**

全般的に低い → 寒証タイプ
全般的に高い → 熱証タイプ

5.6 寒証タイプと熱証タイプの適応戦略

体温を一定に維持するメカニズム

　車のエンジンと同じように、人体の細胞は温度が高すぎても、低すぎてもうまく活動することができません。

　なぜなら、細胞の活動は化学反応によって営まれており、37℃前後の温度でなければ、すべての化学反応がストップしてしまうからです。

　そこで、人間は体温を37℃前後に維持するために、サーモスタットに似たメカニズムを進化させてきました。サーモスタットは脳の視床下部にあり、温熱中枢と呼ばれています。

　通常、温熱中枢における設定温度（セットポイント）は37℃であり、それを上回ると熱を産生する活動を抑制し、逆に37℃を下回ると熱を産生する活動を促進することによって体温を一定に維持しているのです。

　体温を調整するための積極的な活動には、ふるえや非ふるえによって熱を産生する活動だけでなく、発汗や表在血管の拡張によって熱を放散する活動もあります。

図5.5　温熱地仕様の寒証タイプと寒冷地仕様の熱証タイプ

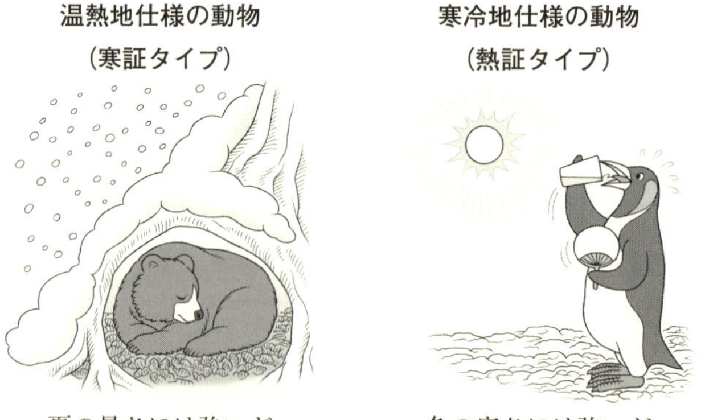

温熱地仕様の動物
（寒証タイプ）
夏の暑さには強いが
冬の寒さには弱い

寒冷地仕様の動物
（熱証タイプ）
冬の寒さには強いが
夏の暑さには弱い

温熱地仕様の寒証タイプと寒冷地仕様の熱証タイプ

　夏のように外気温が高い時の対処方法としては、熱を産生する活動を抑制して体温が上昇しないようにする方法と、熱を放散する活動を促進して体温を低下させる方法があります。

　寒証タイプの人は、熱の産生を抑制するという戦略を採用しているので、外気温が高くてもあまり汗をかきません。

　それに対して熱証タイプの人は、熱の放散を促進するという戦略を採用しているので、外気温が高くなると大量に汗をかくのです。

　一方、冬のように外気温が低い時の対処方法としては、熱を放散する活動を抑制して体温が低下しないようにする方法と、熱を産生する活動を促進して体温を上昇させる方法があります。

　寒証タイプの人は、熱の放散を抑制するという戦略を採用しているので、外気温が低くなると表在血管が収縮して手足が冷えるのです。

　それに対して熱証タイプの人は、熱の産生を促進するという戦略を採用しているので、外気温が低くてもあまり手足が冷えません。

　以上のことから、寒証タイプの適応戦略は暑さに強く、寒さに弱い温熱地仕様であるのに対して、熱証タイプの適応戦略は寒さに強く、暑さに弱い寒冷地仕様であると言えます（図5.5）。

　人類が進化してきた長い歴史の中で、地球の気温は大きく変動してきました。

　気温の高かった時代には、暑さに強い寒証タイプの適応戦略のほうが有利であったと考えられます。

　逆に、氷河期のように気温の低かった時代には、寒さに強い熱証タイプの適応戦略のほうが有利であったと考えられます。

　そして、人類全体で考えたときには、寒証タイプから熱証タイプまで幅広いバリエーションを揃えておくことが、最も優れた適応戦略であったわけです。

5.7 寒証タイプと熱証タイプの特徴

寒証タイプの特徴

1) **精神運動システム**：肝陽の反応性が体質的に低いために、神気の働きが衰退し、下記の特徴を示します。
　①血圧が低い、心拍数が少ない
　②顔面蒼白、めまい、立ちくらみ
　③思考力低下、記憶力低下、精神鈍麻、傾眠
　④四肢末梢の冷え、手足の先が冷たい
　⑤手足のだるさや脱力
　⑥舌の色が淡白

2) **生体防御システム**：腎陽の反応性が体質的に低いために、衛気の働きが衰退し、下記の特徴を示します。
　①体表面や下半身が冷える
　②寒いのは苦手である
　③暖房が好きで厚着をしている
　④暑くても平気で、汗をかきにくい
　⑤尿の色が薄く、1回の尿量が多い
　⑥喉は渇かず、温かい飲み物を好んで少しだけ飲む

3) **栄養補給システム**：脾陽の反応性が体質的に低いために、胃気の働きが衰退し、下記の特徴を示します。
　①胃の無酸症や低酸症
　②消化不良、下痢
　③排便回数が少ない
　④腹部が冷たい
　⑤舌が湿潤して苔は少ない

熱証タイプの特徴

1) **精神運動システム**：肝陽の反応性が体質的に高いために、神気の働きが亢進し、下記の特徴を示します。
   ①血圧が高い、心拍数が多い
   ②顔面紅潮、のぼせ、頭痛
   ③考えすぎ、イライラ、神経過敏、不眠、多夢
   ④四肢末梢のほてり、手足の先が温かい
   ⑤手足の痙攣、筋肉の緊張
   ⑥舌の色が紅い

2) **生体防御システム**：腎陽の反応性が体質的に高いために、衛気の働きが亢進し、下記の特徴を示します。
   ①体表面や下半身がほてる
   ②寒いのは平気である
   ③冷房が好きで薄着をしている
   ④暑いのは苦手で、汗をかきやすい
   ⑤尿の色が濃く、1回の尿量が少ない
   ⑥喉が渇いて、冷たい飲み物を好んでたくさん飲む

3) **栄養補給システム**：脾陽の反応性が体質的に高いために、胃気の働きが亢進し、下記の特徴を示します。
   ①胃酸過多、胃粘膜の炎症
   ②便が乾燥して硬い
   ③排便回数が多い
   ④腹部が温かい
   ⑤舌が乾燥して黄色い苔を生じる

5.8 漢方医学の土俵で漢方薬を使うために

漢方医学の土俵となる生体システムの考え方

　本書のはじめに、漢方医学の土俵で漢方薬を使いましょうという提案をしました。本書をここまで読んできたみなさんは、その土俵を完成させるところまできたわけです。

　第一に、3種類の生体システム（精神運動システム・生体防御システム・栄養補給システム）を統合した巨大な有機的組織体システムが営む基本的な生命活動を認識・理解できるようになりました。

　第二に、3種類の生体システムの体質的なバランスの偏りを、虚証タイプ・実証タイプ・寒証タイプ・熱証タイプに分けて認識・理解できるようになりました。

　しかし、漢方医学の土俵が完成すればそれだけで漢方薬を使えるようになるわけではありません。

　虚実や寒熱のタイプを診断するだけでは、適切な漢方薬を選択することができないのです。

　相撲で言えば、土俵は用意できたけれども、相撲をとるための準備がまだ十分にはできていない状態です。ちょん髷を結って、ふんどしを巻いてから初めて土俵の上で相撲をとれるというわけです。

　相撲ではわかりにくいので、コンピュータに喩えて説明しましょう。

　第4章で紹介した生体システムが営む基本的な生命活動を理解するための基礎理論（陰陽論・五臓論）と、本章で紹介した生体システムの体質的なバランスの偏りを理解するための基礎理論（虚実・寒熱の概念）は、コンピュータの基本ソフト（OS）のようなものです。

　実際にコンピュータを操作するためには、応用ソフト（アプリケーション）が必要なのです。

漢方医学における2種類の応用ソフト

漢方医学における応用ソフトとは何でしょうか。

複数あるのですが、本書では代表的な応用ソフトとして、六病位による診断・治療アプローチと、気血水による診断・治療アプローチを紹介することにします。

第3部と第4部を読んで、これら2種類の応用ソフトをインストールすれば、六病位や気血水の病態を診断・治療して、外感病や内傷病という問題を解決するアプローチを体系的に理解できるようになっています。

コンピュータの応用ソフトを使いこなすには、それなりの経験が必要になるのと同じように、六病位アプローチや気血水アプローチを使いこなすには、実際の臨床経験を積み重ねることが必要になります。

そのためには、漢方医学の実践的なテキストを参考にするといいでしょう。そして、臨床経験を積み重ねた後で本書を再読すると、理解がさらに深まることでしょう。

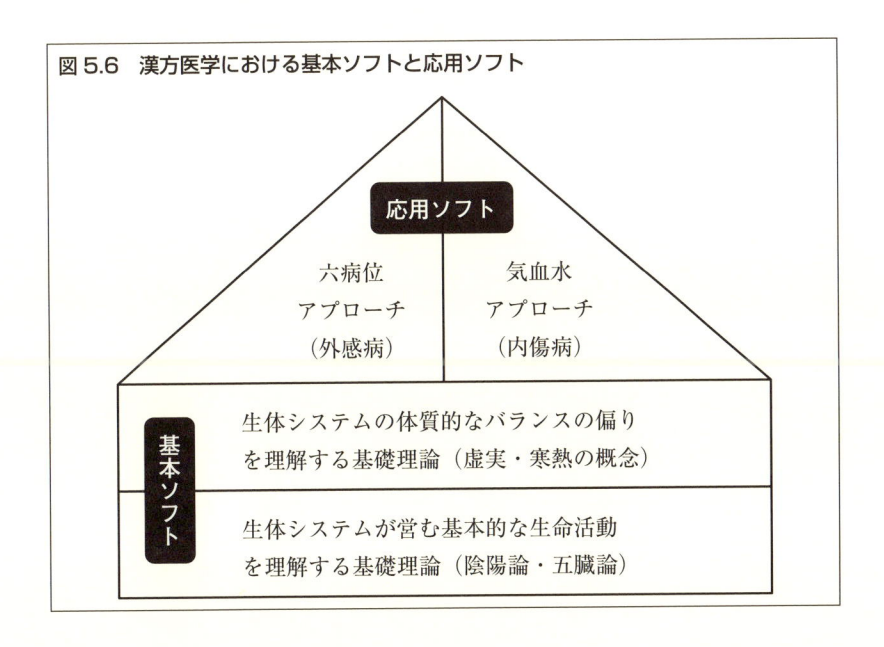

図5.6 漢方医学における基本ソフトと応用ソフト

応用ソフト
- 六病位アプローチ（外感病）
- 気血水アプローチ（内傷病）

基本ソフト
- 生体システムの体質的なバランスの偏りを理解する基礎理論（虚実・寒熱の概念）
- 生体システムが営む基本的な生命活動を理解する基礎理論（陰陽論・五臓論）

第5章のまとめ

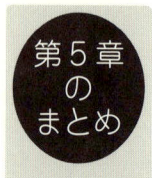

◆体質的な個人差を、生体システムのパワーにおける個人差と、生体システムの反応性における個人差に分けて考えることができる。
　体質的な個人差は、発病後に見られる病態の個人差とは異なることがある。

◆陰液（肝陰・腎陰・脾陰）の働きが体質的に弱いために、筋肉の発達は悪く、骨格は細く、脂肪も少ない体格で、生体システムのパワー（活力・免疫力・消化力）が全般的に弱い体質を「虚証タイプ」と呼ぶ。

◆陰液（肝陰・腎陰・脾陰）の働きが体質的に強いために、筋肉の発達は良好で、骨格は太く、脂肪も多い体格で、生体システムのパワー（活力・免疫力・消化力）が全般的に強い体質を「実証タイプ」と呼ぶ。

◆虚証タイプの人は体格が小さいので、人体を構成する細胞や器官を形成・維持するための有機資源の補給は少なくてすむ。消費するエネルギーも少ないので、ATPの原料をそれほど必要としない。そのかわり、パワーを期待することもできない。

◆実証タイプの人にはパワーがあり、パワーを必要とする活動能力で比較すれば、虚証タイプよりも優れている。しかし、人体構造を形成・維持するためのコストや、パワーを発現するためのコストが高くつく。

◆陽気（肝陽・腎陽・脾陽）の反応性が体質的に低いために、エネルギー代謝が全般的に低下して、心身の緊張・興奮を維持できず、体温は低く寒がりで、ATP不足の状態になりやすく、生体機能を発現する神気・衛気・胃気の働きが全般的に衰退した体質を「寒証タイプ」と呼ぶ。

◆陽気（肝陽・腎陽・脾陽）の反応性が体質的に高いために、エネルギー代謝が全般的に亢進して、心身の緊張・興奮は過剰となり、体温は高く暑がりで、ATP有余の状態になりやすく、神気・衛気・胃気の働きが全般的に亢進した体質を「熱証タイプ」と呼ぶ。

◆寒証タイプの人は、外気温の高いときには熱の産生を抑制する一方で、外気温の低いときには熱の放散を抑制する。したがって、外気温が高くても、あまり汗をかかない。

◆熱証タイプの人は、外気温の低いときには熱の産生を促進する一方で、外気温の高いときには熱の放散を促進する。したがって、外気温が高くなると、大量に汗をかく。

◆虚実や寒熱のタイプを診断するだけでは、適切な漢方薬を選択することはできない。
　六病位や気血水の病態を診断・治療するアプローチを体系的に理解する必要がある。

漢方の臨床を理解する(1)

第3部

第6章　六病位アプローチの考え方
第7章　六病位アプローチの診断と治療

　第3部では、あなたの脳の中に漢方医学の応用ソフトである『六病位アプローチ』をインストールすることになります。
　コンピュータに応用ソフトをインストールするときには、それがどのような作業をするためのソフトなのか知っていなければなりません。
　それと同じように、六病位アプローチというソフトをインストールする前に、この漢方医学の応用ソフトを使ってどのような疾病を治療できるのか、あらかじめ知っておく必要があります。
　ここで紹介する六病位アプローチは、外感病を治療する際に使えるソフトなのです。
　六病位アプローチでは、外感病を「物語」として認識・理解します。発病すると、そこから物語が始まるわけですが、その物語の展開は病人によって個人差があります。病人の数だけ、物語が存在するというわけです。
　しかし、その物語の展開には共通のパターンがあります。その共通のパターンを六病位という概念によって認識・理解し、物語の展開に合わせて適切な治療方法を経験的に選択するのが六病位アプローチなのです。
　それでは、あなたの脳の中に六病位アプローチをインストールすることにしましょう。

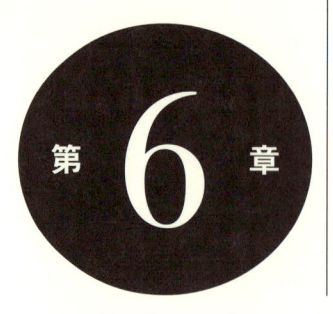

第6章 六病位アプローチの考え方

6.1 外感病における生体システムの反応

病邪に対する闘病反応と治癒反応

　第3.1節で述べたように、免疫系を中心とする生体防御システムによって炎症反応が惹起されるような疾病、すなわち各種の炎症性疾患はすべて外感病に相当します。

　漢方医学は、外感病の原因を総称して「**病邪**」と呼びます。一方、西洋医学は以下に示す3種類の非自己に病邪を分けているのです。

1) 感染症の原因となる病原体（ウイルスや細菌など）
2) アレルギー性疾患の原因となるアレルゲン（花粉やダニなど）
3) 自己免疫疾患の原因となる自己抗原（DNAや細胞膜など）

　感染症やアレルギー性疾患、自己免疫疾患のような炎症性疾患において、生体は以下の2種類の反応を示します。

1) 非自己である病邪を攻撃・排除する反応。発熱反応や炎症反応に相当する。病邪に対するこれらの反応を総称して「**闘病反応**」と呼ぶ。

2) 闘病反応を終息させ、闘病反応によって破壊された生体の構造を再生・修復する反応。これらの反応を総称して「**治癒反応**」と呼ぶ。

　闘病反応と治癒反応は、疾病が発生した際に見られる緊急時の反応です。
　このとき、中心的な役割を演じているのは生体防御システムですが、精神運動システムや栄養補給システムも協働して、闘病反応と治癒反応を営んでいるのです。

闘病反応を営む陽気と治癒反応を営む陰液

第4章で紹介した**陽気**(衛気・神気・胃気、腎陽・肝陽・脾陽)と**陰液**(腎陰・肝陰・脾陰)の働きによって、闘病反応と治癒反応は以下のように営まれています(図6.1)。

1)闘病反応は、衛気と神気と胃気が協働することによって営まれている(第6.2節で詳しく解説する)。

2)衛気と神気と胃気の働きによって営まれる闘病反応は、腎陽と肝陽と脾陽によって活性化される(第6.3節で詳しく解説する)。

3)治癒反応は、腎陰と肝陰と脾陰が協働することによって営まれている。

後で述べるように、六病位アプローチとは、闘病反応のプロセスを6段階の病期に分けて診断・治療するアプローチです。

したがって本章では、治癒反応を営む陰液ではなく、闘病反応を営む陽気に注目しながら解説していくことになります。

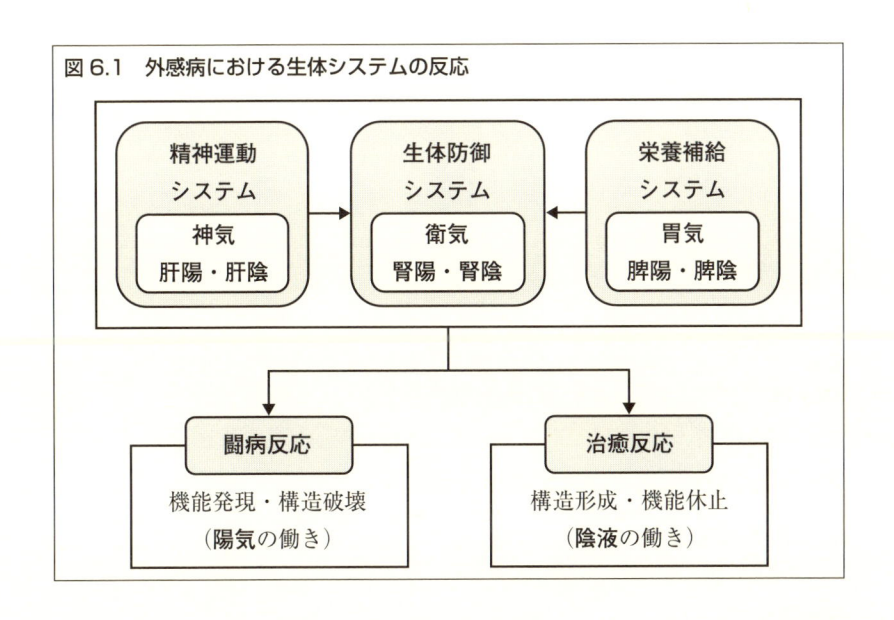

図6.1 外感病における生体システムの反応

```
┌─────────────────────────────────────────────┐
│  精神運動        生体防御        栄養補給     │
│  システム        システム        システム     │
│  ┌────┐        ┌────┐        ┌────┐       │
│  │神気│   →   │衛気│   ←   │胃気│       │
│  │肝陽│        │腎陽│        │脾陽│       │
│  │肝陰│        │腎陰│        │脾陰│       │
│  └────┘        └────┘        └────┘       │
└─────────────────────────────────────────────┘
           ↓                    ↓
      闘病反応              治癒反応
   機能発現・構造破壊     構造形成・機能休止
     (陽気の働き)          (陰液の働き)
```

6.2 虚実の病態と治療原則

闘病反応の強さと虚実の病態

外感病における闘病反応の強さは、次の2つの要因によって決まります。
1) 衛気や神気や胃気がもっているパワーの強さ
2) 病邪がもっているパワーの強さ

第5章で述べたように、衛気や神気や胃気がもっているパワーの強さは、発病する前から見分けることができます。

たとえば、きゃしゃな体格で体力はなく、小食で胃腸は弱く、風邪をひきやすければパワーが弱い虚証タイプであり、がっしりした体格で体力はあり、食欲は旺盛で、風邪をひきにくければパワーが強い実証タイプであるというように簡単に見分けることができるのです。

しかし、実際に発病してみないと、闘病反応の強さはわかりません。なぜなら、闘病反応の強さは、病邪がもっているパワーの強さにも影響されるからです。

一般に、病邪のパワーが弱ければ、病邪を攻撃・排除しようとする闘病反応も弱くなります。逆に、病邪のパワーが強ければ、病邪を攻撃・排除しようとする闘病反応も強くなります。

最終的に、目の前の病人が呈している症候の程度によって、闘病反応の強さと虚実の病態を次のように診断します（図6.2）。
1) 闘病反応によって出現する自覚症状や他覚所見の程度が弱ければ、闘病反応は弱いと判定し、**「虚証**（きょしょう）**」の病態**であると診断する。
2) 闘病反応によって出現する自覚症状や他覚所見の程度が強ければ、闘病反応は強いと判定し、**「実証**（じっしょう）**」の病態**であると診断する。

虚実の病態に対する治療原則

　衛気や神気や胃気による闘病反応が弱い虚証の病態について考えてみましょう。

　この場合、生体は病邪を攻撃・排除することが十分できないので、病邪は勢力を拡大し、疾病は静かに重症化していくことになります。

　そこで、**正気**（衛気・神気・胃気がもっているパワーの総称）を補充して増やすような治療方法が適応になります。この治療方法を「**補法**（ほほう）」と言います。

　逆に、衛気や神気や胃気による闘病反応が強い実証の病態について考えてみましょう。

　この場合、生体が病邪を攻撃・排除する反応が盛んなので、その結果として**病毒**（びょうどく）が大量に発生することになります。病毒とは、生体にとって有害な物質の総称です。

　そこで、大量に発生した病毒を排泄・解毒・浄化して減らすような治療方法が適応になります。この治療方法を「**瀉法**（しゃほう）」と言います。

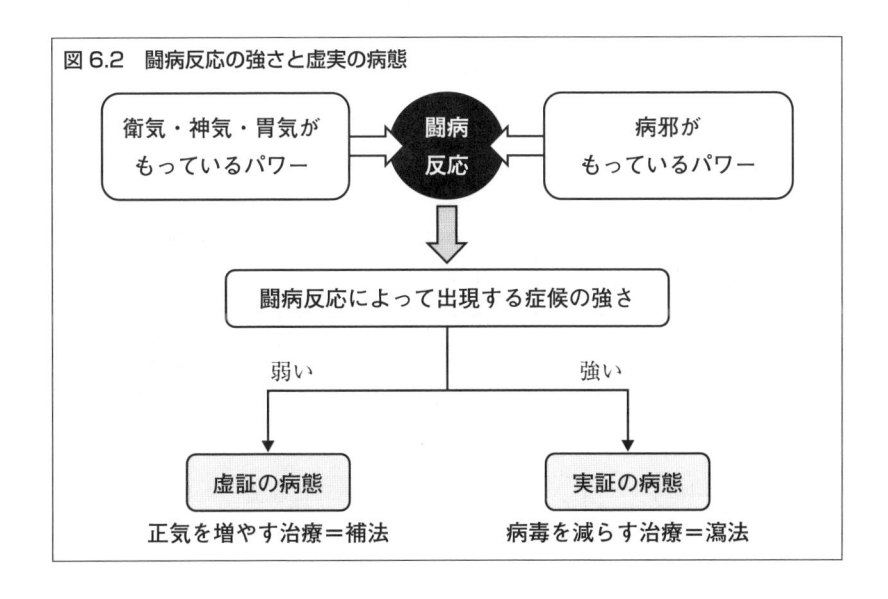

図 6.2　闘病反応の強さと虚実の病態

```
衛気・神気・胃気が        闘病         病邪が
もっているパワー    →   反応   ←   もっているパワー
                        ↓
            闘病反応によって出現する症候の強さ
              弱い ↙         ↘ 強い
         虚証の病態              実証の病態
    正気を増やす治療＝補法    病毒を減らす治療＝瀉法
```

6.3 寒熱の病態と治療原則

闘病反応の活性化と寒熱の病態

　外感病における闘病反応の強さを決定するもう一つ別の要因について考えてみましょう。その要因とは、3種類の陽気（腎陽・肝陽・脾陽）が闘病反応を活性化する以下のプロセスです。

　1）腎陽は熱を産生して体温を上昇させ、衛気が営む闘病反応（生体防御機能とリンパ還流機能の発現）を活性化する

　2）肝陽は交感神経系を活性化して心身を緊張させ、神気が営む闘病反応（血液循環機能の発現）を活性化する

　3）脾陽は ATP の原料を産生して生体内のエネルギー量を増加させ、胃気が営む闘病反応（エネルギー産生機能の発現）を活性化する

　第5章で述べたように、3種類の陽気の反応性には体質的な個人差があり、それらが低ければ寒証タイプとなり、高ければ熱証タイプとなります。
　一般に、寒証タイプの人は闘病反応の活性化が不十分になりやすいという傾向を認めます。逆に、熱証タイプの人は闘病反応の活性化が過剰になりやすいという傾向を認めます。

　最終的に、目の前の病人が呈している症候の性質によって、闘病反応の活性化と寒熱の病態を次のように診断します（図6.3）。
　1）闘病反応によって出現する自覚症状や他覚所見の性質が寒性であれば、闘病反応の活性化が不十分であると判定し、「寒証」の病態であると診断する。
　2）闘病反応によって出現する自覚症状や他覚所見の性質が熱性であれば、闘病反応の活性化が過剰であると判定し、「熱証」の病態であると診断する。

寒熱の病態に対する治療原則

　腎陽・肝陽・脾陽による闘病反応の活性化が不十分な寒証の病態について考えてみましょう。

　虚証の場合と同様、生体は病邪を攻撃・排除することが十分できないので、病邪は勢力を拡大し、疾病は静かに重症化していくことになります。

　そこで、腎や肝や脾の**陽気**を補充して増やすような治療方法が適応になります。この治療方法を「**補陽**」と言います。

　逆に、腎陽・肝陽・脾陽による闘病反応の活性化が過剰な熱証の病態について考えてみましょう。

　この場合、生体が病邪を攻撃・排除する反応が盛んなので、その結果として**邪熱**が大量に発生することになります。邪熱とは、生体にとって有害な熱の総称です。

　そこで、大量に発生した邪熱を排泄・処理して減らすような治療方法が適応になります。この治療方法を「**清熱**」と言います。

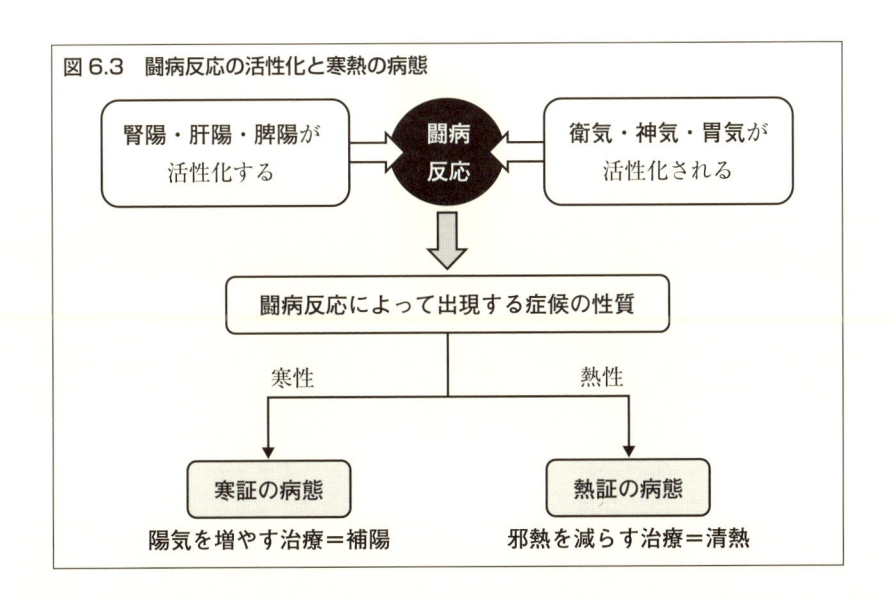

図6.3　闘病反応の活性化と寒熱の病態

- 腎陽・肝陽・脾陽が活性化する → 闘病反応 ← 衛気・神気・胃気が活性化される
- 闘病反応によって出現する症候の性質
  - 寒性 → 寒証の病態：陽気を増やす治療＝補陽
  - 熱性 → 熱証の病態：邪熱を減らす治療＝清熱

6.4 陰陽病態論によるアプローチとその限界

陰陽病態論によるアプローチ

　ここまで述べてきた虚実の病態と寒熱の病態を総合して診断・治療するのが、次のような**陰陽病態論**によるアプローチです（図6.4）。
　1）闘病反応によって出現する症候の程度が弱く、性質が寒性であれば、闘病反応が消極的であると判定し、**「陰証」の病態**であると診断する。
　2）闘病反応によって出現する症候の程度が強く、性質が熱性であれば、闘病反応が積極的であると判定し、**「陽証」の病態**であると診断する。

　言い換えると、陰証とは、虚証と寒証の病態が併存して、闘病反応を営むことに消極的になっている病態です。そこで、正気を増やす「補法」や、陽気を増やす「補陽」という治療方法が適応になります。
　それに対して陽証とは、実証あるいは熱証の病態が存在して、闘病反応を営むことに積極的になっている病態です。したがって、病毒を減らす「瀉法」や、邪熱を減らす「清熱」という治療方法が適応になります。

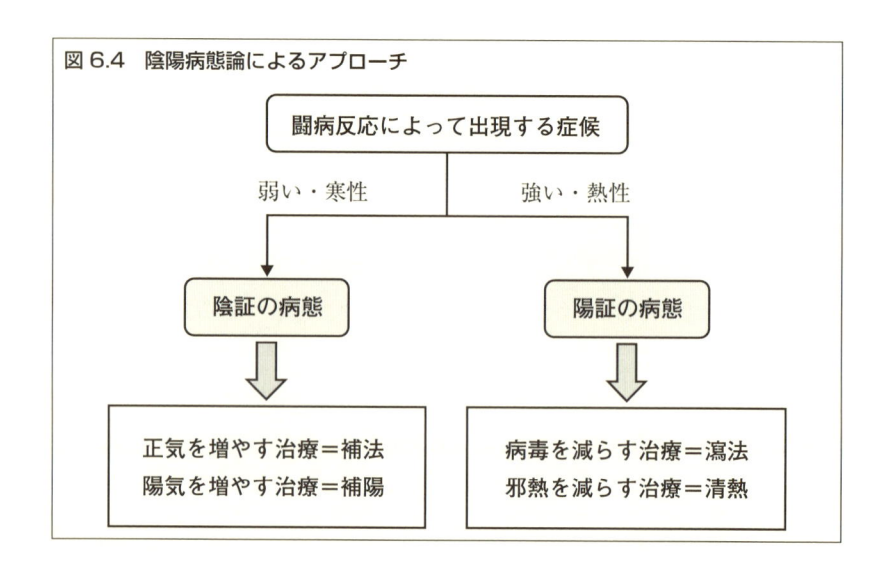

```
図6.4　陰陽病態論によるアプローチ

          闘病反応によって出現する症候
         /                            \
    弱い・寒性                      強い・熱性
         ↓                            ↓
     陰証の病態                    陽証の病態
         ↓                            ↓
  ┌──────────────────┐      ┌──────────────────┐
  │正気を増やす治療＝補法│      │病毒を減らす治療＝瀉法│
  │陽気を増やす治療＝補陽│      │邪熱を減らす治療＝清熱│
  └──────────────────┘      └──────────────────┘
```

陰陽病態論の限界と『傷寒論』の六病位アプローチ

　陽証に対する代表的な治療方法には「発表」と「瀉下」があります。

　発表とは、身体を温めるような漢方薬を使って、病毒や邪熱を汗と一緒に体外に発散する治療方法です。

　それに対して瀉下とは、排便を促進する漢方薬を使って、病毒や邪熱を大便と一緒に体外に排泄する治療方法のことです。

　『傷寒論』の中には、誤って発表や瀉下を用いたために悪化してしまったケースについて詳しく述べられています。

　陰陽病態論では、発表と瀉下を正しく使い分ける方法が確立されていなかったのでしょう。

　『傷寒論』の序文には、作者である張仲景が同書を著した理由と経緯が以下のように記されています。

　「私（張仲景）の一族はもともと多勢いて、以前は二百人に余る程でした。建安元年（紀元196年）以来、まだ十年もたたないのに、死亡する者がその三分の二に達し、そのうち傷寒（悪寒で発症する外感病）によって七割が死んでしまったのです。

　このように多くの身内が亡くなったことを悲しく感じ、年若くして死んでいくのを救えなかったことに心を傷め、そこで、古い教えを熱心に求め、多くの人々の薬方を広く収集して、全部で十六巻の『傷寒雑病論』（後世になって『傷寒論』と『金匱要略』に分かれた）を著しました。」

　この序文を読むと、同書に記載された六病位アプローチが、陰陽病態論による診断・治療アプローチの限界を乗り越えるために開発されたものであるとわかります。

6.5 発病前のプロセスと発病後のプロセス

発病前のプロセスに注目する西洋医学

『傷寒論』の六病位アプローチは、陰陽病態論による診断・治療アプローチの限界を乗り越えることができただけではありません。

後漢の時代に開発されたアプローチであるにもかかわらず、現代の西洋医学による炎症性疾患に対する診断・治療アプローチよりも優れている部分があると言えるのです。

たとえば、最もありふれた疾病である感冒に対する西洋医学のアプローチが対症療法であるのに対して、感冒に対する六病位アプローチは非常に優れた診断・治療体系になっているのです。

そのことについて、外感病のプロセスに焦点をあてながら考えてみたいと思います。

外感病のプロセスは、疾病が発生する前（＝発病前のプロセス）と、疾病が発生した後（＝発病後のプロセス）に大きく分けることができます。

西洋医学はどちらかと言うと、発病前のプロセスに注目してきました。なぜなら、発病前のプロセスに注目することによって、特異的な因果関係を見出す必要があったからです。

疾病の原因である「病因」と、疾病の結果である「病理」との間に、特異的な因果関係が存在するときに初めて、その関係性によって疾患概念を定義できるというのが西洋医学の立場なのです（図6.5）。

たとえば、結核やコレラといった感染症は、結核菌やコレラ菌という病因が発見されてはじめて疾患概念が確立しました。

結核に特異的な病因は、結核菌であってコレラ菌ではありません。また、コレラに特異的な病因は、コレラ菌であって結核菌ではないのです。

発病後のプロセスに注目する漢方医学

　漢方医学は、発病後のプロセスに注目することによって、疾病に非特異的で、多くの病人に共通のパターンが存在することを見出しました。

　すでに何度も述べているように、人間には自らの力で疾病を治そうとするパワーが備わっています。そのパワーによって疾病を治そうとする闘病反応のプロセスに、ある一定のパターンが存在することを認識するのが『傷寒論』の六病位アプローチなのです（図6.5）。

　『傷寒論』の条文には、傷寒という外感病がどのような経過で進行して死に至るのか、あるいは病人自らのパワー（正気）によってどのように回復するのか、また、どのような治療によって改善の方向に導くことができるのか、六病位という独自の概念を使って体系的に記述されています。

　生体システムによって営まれる闘病反応のプロセスに一定のパターンが存在することと、そのパターンがすべての外感病に共通であるということを張仲景は見出したわけです。

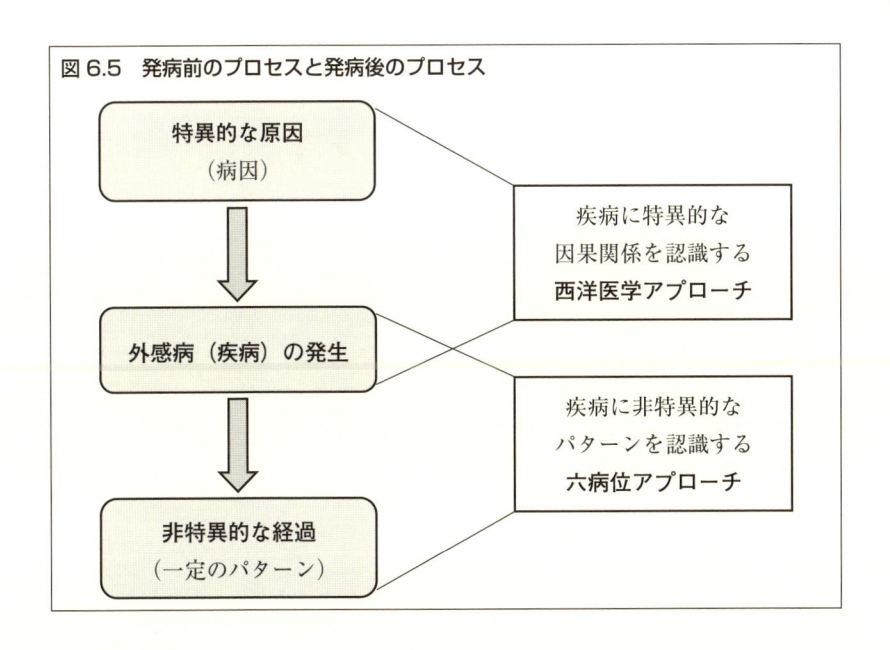

図6.5　発病前のプロセスと発病後のプロセス

```
特異的な原因（病因）
        ↓
外感病（疾病）の発生     ─── 疾病に特異的な因果関係を認識する
        ↓                    西洋医学アプローチ
非特異的な経過           ─── 疾病に非特異的なパターンを認識する
（一定のパターン）           六病位アプローチ
```

6.6 疾病のプロセスと問題解決アプローチ

原因志向で合理主義的な西洋医学のアプローチ

　発病前のプロセスに注目する西洋医学は、特異的な原因を解明してから、その後で解決手段を考えます。

　たとえば、結核やコレラを治療するときには、結核菌やコレラ菌を撲滅する手段を考え、貧血を治療するときには、不足している鉄やビタミンB_{12}、葉酸を補充する手段を考えるわけです。

　西洋医学の問題解決アプローチはこのように**原因志向型**であると同時に、以下に述べるように合理主義的なパラダイムによって支えられています（図6.6）。

　合理主義的なパラダイムとは、理性や理論を重んじ、物事を合理的に判断しようとする態度のことです。

　一般に、疾病の原因が明らかになっても、それだけで解決策をすぐに開発できるわけではありません。

　理論にもとづいて治療に関する仮説をたて、動物実験によってその仮説を検証する必要があります。

　そして、動物実験によって検証された治療理論と、その理論にもとづく科学的な治療手段だけが、実際の臨床に応用されるわけです。

　このようにして、人類はさまざまな疾病を克服することに成功してきました。

　しかし、合理主義的なパラダイムに立脚した、原因志向型の問題解決アプローチには限界もあります。

　たとえ疾病の原因を解明できたとしても、その原因を取り除くことができない場合には、次に述べる漢方医学の問題解決アプローチのほうが実用的なことも多いのです。

解決志向で経験主義的な漢方医学のアプローチ

　漢方医学の六病位アプローチは、多様に変化する発病後のプロセスの中に、一定のパターンを見出して解決手段を考えてきました。

　すでに効果の確認されている方剤が、一定のパターンで変化する発病後のプロセスのどの時期に適応するのか、その対応関係を明らかにすることによって、解決手段を体系化してきたのです。

　六病位アプローチはこのように**解決志向型**であると同時に、以下に述べるように経験主義的なパラダイムによって支えられています（図6.6）。

　経験主義的なパラダイムとは、実用や実践を重んじ、物事を観察などにもとづいて、経験的に判断しようとする態度のことです。

　複雑な問題を解決するためには、実際にいろいろとチャレンジして、その経験と観察から、実用的な解決手段を開発するというアプローチが有効なことが多いのです。

　第2章で述べたように、六病位アプローチが体系化される以前に、多くの方剤による治療の経験と観察によって、豊富な経験則を蓄積する時期があったのです。

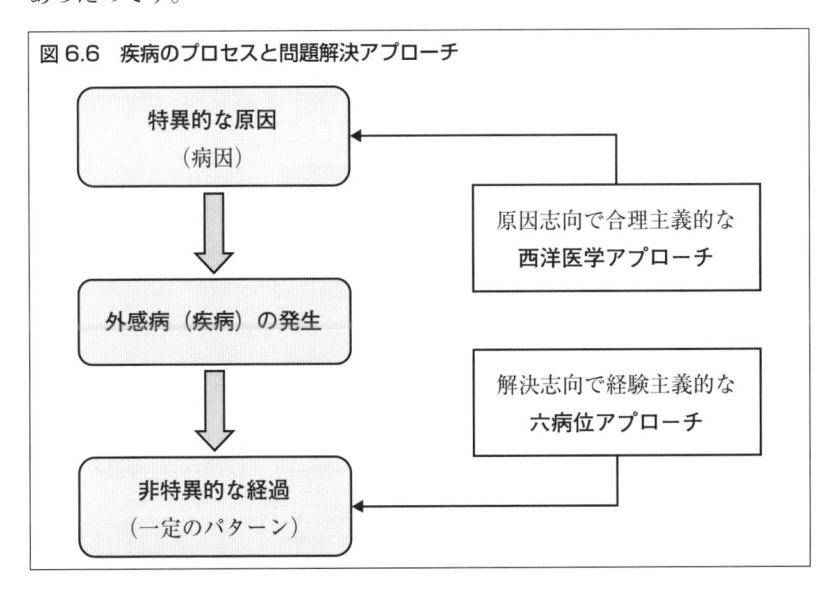

図6.6　疾病のプロセスと問題解決アプローチ

- 特異的な原因（病因）
  - ← 原因志向で合理主義的な **西洋医学アプローチ**
- ↓
- 外感病（疾病）の発生
- ↓
- 非特異的な経過（一定のパターン）
  - ← 解決志向で経験主義的な **六病位アプローチ**

6.7 六病位アプローチの診断・治療原則

六病位アプローチの診断原則

　疾病の状態が時間とともに変化・進行するとき、いくつかのステージに分けて認識できる場合があり、それを医学的には**病期**(びょうき)と言います。

　たとえば西洋医学においては、関節リウマチの進行を4段階の病期に分けて認識しています。一般に、病期は初期の軽症の段階から始まって、末期の重症の段階へと進行していきます。

　それと同じように、漢方医学の六病位アプローチは外感病の進行プロセスを6段階の病期に分けて、その変化のパターンを診断しているのです。

　外感病の場合、陽証の病態から陰証の病態へと変化していくのが基本的なパターンになります。

　そして、陽証の病態は**太陽病**(たいよう)から始まって**少陽病**(しょうよう)、**陽明病**(ようめい)へと進行し、陰証の病態は**太陰病**(たいいん)から始まって**少陰病**(しょういん)、**厥陰病**(けっちん)へと進行するのが一般的なパターンであるとされています（図6.7）。

　それではなぜ、六病期と言わずに、六病位という用語を使っているのでしょうか。その理由は、病期が進行するにつれて、人体内において疾病に対する闘病反応が盛んになる部位が変化するからです。

　病位(びょうい)という用語は、疾病の部位という意味なのです。

　外感病の場合、疾病に対する闘病反応が盛んになる部位が変化することによって、病人が呈する症候も変化します。その変化する症候にあわせて、治療方法も変化させることによって、外感病をうまく治すことができるのです。

　『傷寒論』は経験的知識を集積・体系化した診断・治療マニュアルです。そのアプローチをわかりやすく伝えるために、病期と病位を三陽病（太陽病・少陽病・陽明病）と三陰病（太陰病・少陰病・厥陰病）に分類したわけです（それぞれの診断方法については第7章で詳解）。

六病位アプローチの治療原則

六病位アプローチにおいて最も重要なポイントは、陽証を3つの病期・病位（三陽病）に分けることによって、発表と瀉下を使い分けるという治療原則を確立したことです。

六病位アプローチによると、陽証（三陽病）に対する治療原則は、以下の3つにまとめることができます。

1) 太陽病には**発表**を用いるのが良く、瀉下を用いてはならない
2) 陽明病には**瀉下**を用いるのが良く、発表を用いてはならない
3) 少陽病には発表を用いても、瀉下を用いてもならない。**和解**（わかい）を用いるのが良い。

三陽病（太陽病・陽明病・少陽病）に対してはまったく異なる3種類の治療方法を使い分けるのに対して、三陰病（太陰病・少陰病・厥陰病）には原則として**温裏**（おんり）という1種類の治療方法が適応になります（それぞれの治療方法については第7章で詳解）

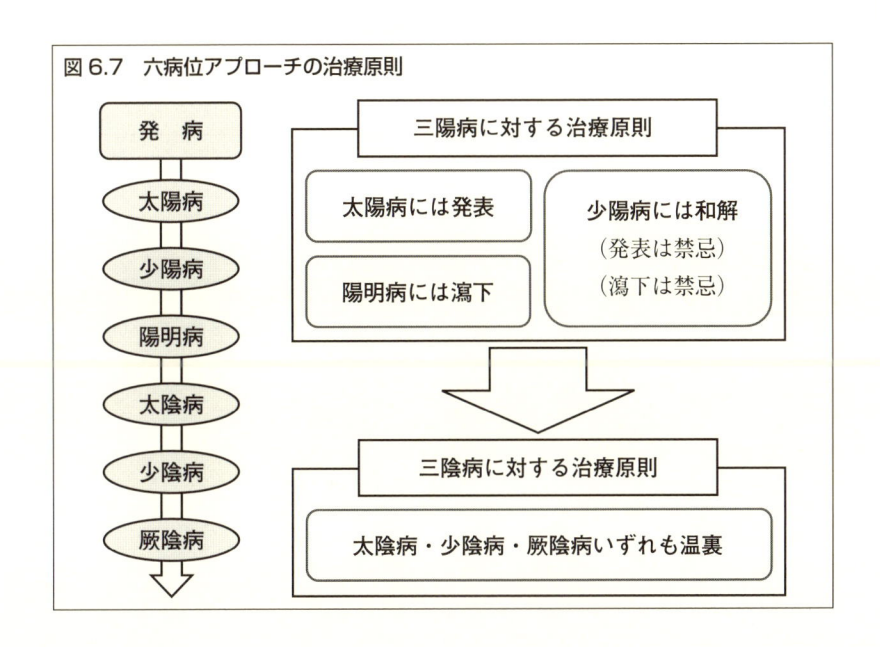

図6.7　六病位アプローチの治療原則

発病 → 太陽病 → 少陽病 → 陽明病 → 太陰病 → 少陰病 → 厥陰病

三陽病に対する治療原則
- 太陽病には発表
- 陽明病には瀉下
- 少陽病には和解（発表は禁忌）（瀉下は禁忌）

三陰病に対する治療原則
- 太陰病・少陰病・厥陰病いずれも温裏

第6章のまとめ

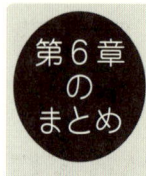

◆外感病が発生すると、生体システムは闘病反応と治癒反応を営む。

闘病反応とは、機能を発現する陽気の働きによって病邪を攻撃・排除する反応のことである。

治癒反応とは、闘病反応によって損傷した細胞・組織構造を、陰液の働きによって再生・修復する反応のことである。

◆闘病反応によって出現する症候の程度が弱ければ、闘病反応は弱いと判定し、「虚証」の病態であると診断する。衛気や神気や胃気のパワー（正気）を補充して増やす「補法」という治療方法が適応になる。

◆闘病反応によって出現する症候の程度が強ければ、闘病反応は強いと判定し、「実証」の病態であると診断する。病毒を浄化・解毒・排泄して減らす「瀉法」という治療方法が適応になる。

◆闘病反応によって出現する症候の性質が寒性であれば、闘病反応の活性化が不十分であると判定し、「寒証」の病態であると診断する。腎や肝や脾の陽気を補充して増やす「補陽」という治療方法が適応になる。

◆闘病反応によって出現する症候の性質が熱性であれば、闘病反応の活性化が過剰であると判定し、「熱証」の病態であると診断する。邪熱を排泄・処理して減らす「清熱」という治療方法が適応になる。

◆陰証とは、虚証と寒証の病態が併存して、闘病反応を営むことに消極的になっている病態である。

正気を増やす補法や、陽気を増やす補陽が適応になる。

◆陽証とは、実証あるいは熱証の病態が存在して、闘病反応を営むことに積極的になっている病態である。
　病毒を減らす瀉法や、邪熱を減らす清熱が適応になる。

◆西洋医学は発病前のプロセスに注目して、疾病に特異的な因果関係を認識することで疾患概念を確立してきた。
　漢方医学は発病後のプロセス（＝闘病反応のプロセス）に注目して、疾病に非特異的なパターンを認識することで六病位の概念を確立してきた。

◆西洋医学の問題解決アプローチが原因志向で合理主義的であるのに対して、漢方医学の問題解決アプローチは解決志向で経験主義的である。
　原因を取り除けない場合には、漢方医学の問題解決アプローチのほうが実用的である。

◆漢方医学の六病位アプローチは、陽証の病態から陰証の病態へと変化していく外感病の進行プロセスを6段階の病期に分けて診断している。
　陽証の病態は太陽病から始まって少陽病、陽明病へと進行し、陰証の病態は太陰病から始まって少陰病、厥陰病へと進行するのが一般的なパターンである。

◆三陽病（太陽病・少陽病・陽明病）に対しては、まったく異なる3種類の治療方法（発表・和解・瀉下）を使い分けるのが原則である。
　三陰病（太陰病・少陰病・厥陰病）に対しては、原則として同一の治療方法（温裏）が適応になる。

第7章 六病位アプローチの診断と治療

7.1 太陽病を診断する

太陽病の特徴

「**太陽病**」とは、陽証の初期で、まだ生体を防御する闘病反応が十分に亢進していない病態です。熱の産生が不十分で、悪寒（寒を嫌悪する）の症候を示すのが特徴です。

このとき生体防御システムにおける陽気（腎陽と衛気）の熱を産生する活動が相対的に不足しているために、体温が目的とするレベル（セットポイント）にまで上昇せず、悪寒を自覚するわけです。

『傷寒論』には、「太陽の病たる、脈浮、頭項強痛して、悪寒す」と記載されています。太とは太初（一番最初）、陽とは積極性・発動・上行・温暖を意味しています。

このとき、病原体によって引き起こされる闘病反応は、まだ体表部である「**表**」に限局しています。

太陽病においては、病邪（病毒と邪熱）が表に存在し、その症候もまた表に限局しているので、「**表証**」とも呼ばれます（図7.1）。

自覚的には、悪寒・発熱、筋肉の凝りや痛み、節々の痛み、咽頭や扁桃の痛みといった症状を認めます。

他覚的には咽頭や扁桃の発赤・腫脹を認め、脈は浮（皮膚表面近くでよく触れる）の状態を呈します。

以上が、太陽病（表証）に共通の症候複合パターンです。

太陽病における表実証と表虚証

太陽病は、病原体の感染力・毒性（病邪のパワー）と、宿主の免疫力・抵抗力（衛気のパワー）との力関係によって、「**表実証**」の病態を呈したり、「**表虚証**」の病態を呈したりします（図7.1）。

表実証の第一の特徴は、体表部の症候（＝表証）が強く出現するということです。筋肉の凝りや痛みが強い、節々の痛みが強い、咽頭や扁桃の痛み・発赤・腫脹が強いといった具合です。

第二の特徴は、悪寒・発熱の程度や脈の力が強く、悪寒・発熱の最中には自然発汗を伴わないということです。

一方、表虚証の第一の特徴は、体表部の症候（＝表証）が弱いということです。筋肉の凝りや痛みが弱い、節々の痛みが弱い、咽頭や扁桃の痛み・発赤・腫脹が弱いといった具合です。

第二の特徴は、悪寒・発熱の程度や脈の力が弱く、悪寒・発熱の最中に自然発汗を伴うということです。

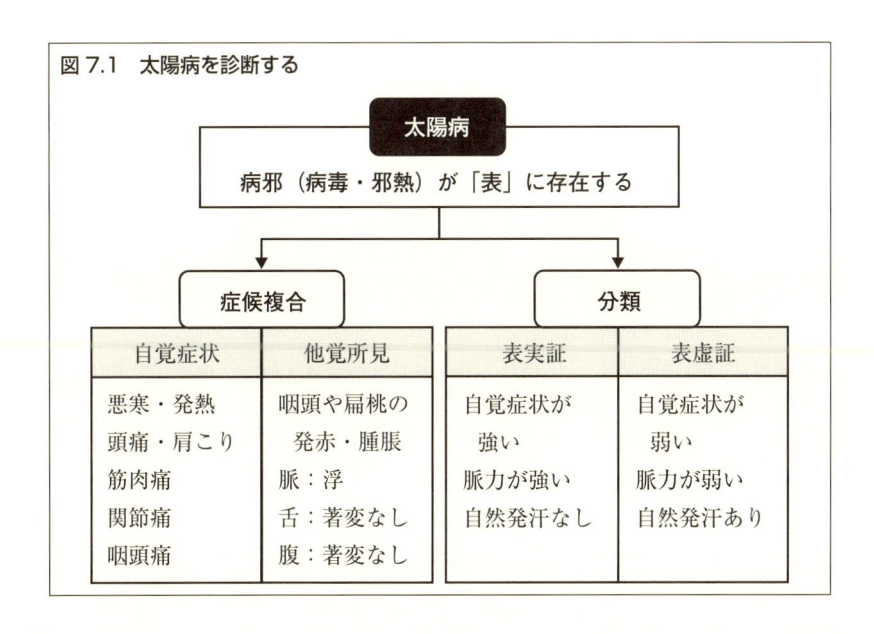

図7.1 太陽病を診断する

太陽病：病邪（病毒・邪熱）が「表」に存在する

症候複合

自覚症状	他覚所見
悪寒・発熱	咽頭や扁桃の発赤・腫脹
頭痛・肩こり	脈：浮
筋肉痛	舌：著変なし
関節痛	腹：著変なし
咽頭痛	

分類

表実証	表虚証
自覚症状が強い	自覚症状が弱い
脈力が強い	脈力が弱い
自然発汗なし	自然発汗あり

7.2 太陽病を治療する

太陽病の表実証に対する治療原則と麻黄剤

太陽病の表実証に対する治療原則を「発表(はっぴょう)」と言います。発表とは、体表部に存在する病邪（病毒と邪熱）を、発汗によって汗と一緒に外部に発散することを意味します。

この発表という治療方法において主役を演じるのが、麻黄(まおう)という生薬です。麻黄の主成分はエフェドリンであり、交感神経刺激作用によって薬理作用を発揮することがよく知られています。気管支拡張作用を期待して喘息の治療薬としても応用されています（表 7.1）。

しかし、ここで重要なことは、麻黄の交感神経刺激作用が、熱の産生や生体防御反応の活性化を介して、漢方医学的な発表作用につながっているという点です。

麻黄を主薬として含む方剤を「麻黄剤(まおうざい)」と言います。その代表は麻黄湯と葛根湯(かっこんとう)です（方剤解説❶を参照）。

表 7.1 麻黄について理解する

麻黄	
基原	*Ephedraceae*（マオウ科）の *Ephedra sinica*（草麻黄）、*Ephedra intermedia*（中麻黄）、*Ephedra equisetina*（木賊麻黄）の地上茎
主要成分	アルカロイド：エフェドリン、プソイドエフェドリンタンニン、精油など
西洋医学的薬理作用	中枢興奮作用・交感神経興奮作用・発汗作用・解熱作用・気管支拡張作用・鎮咳作用・利尿作用・昇圧作用・抗ウイルス作用・抗炎症作用・抗アレルギー作用
漢方医学的薬能	1) 発汗作用によって表証を改善する（発表） 2) 喘息症状や咳嗽を改善する 3) 水液の停滞や浮腫、腫脹を改善する

太陽病の表虚証に対する治療原則と桂枝湯類

麻黄剤は太陽病の表実証を治療する方剤群であり、太陽病の表虚証には適していません。なぜなら、太陽病の表虚証では自然発汗を伴うために、麻黄の発汗作用によって汗が出すぎるという弊害があるからです。

太陽病の表虚証には、麻黄剤よりも穏やかな温熱産生促進作用をもっている桂枝湯という方剤を使います。
桂枝湯の類方を「桂枝湯類」と言い、桂枝加葛根湯などがあります（方剤解説❷を参照）。

桂枝湯の主薬である桂皮には、体表部ではたらく宿主の免疫力や抵抗力（衛気の働き）を賦活して、生体防御反応を強化する作用があると考えられており、これらの作用をまとめて「解肌」と呼びます（表7.2）。
また、桂枝湯に含まれる芍薬には裏の血を補って生体修復反応を賦活する作用があり、表の気を補う桂皮と対照的な関係にあります（血と気については第4部参照）。

表7.2 桂皮について理解する

桂皮	
基原	*Lauraceae*（クスノキ科）の *Cinnamomum cassia*（ケイ）の樹皮
主要成分	精油：ケイアルデヒドなど ジテルペノイド、タンニン、粘液など
西洋医学的薬理作用	解熱作用・鎮静作用・鎮痙作用・末梢血管拡張作用・抗血栓作用・抗アレルギー作用・抗菌作用・利尿作用・腸蠕動運動亢進作用・脂肪分解阻害作用
漢方医学的薬能	1) 衛気を賦活して表証を改善する（解肌） 2) 脾の陽気を活性化して消化機能を改善する 3) 腎の陽気を活性化して冷えを取り去り、四肢痛や腰痛を改善する

7.3 少陽病を診断する

少陽病の特徴

「少陽病(しょうよう)」とは、太陽病に引き続く陽証の第二ステージのことです。熱の産生が不十分な時期と、過剰な時期を交互に繰り返すため、往来寒熱(寒気と熱感を交互に感じる)の症候を示すのが特徴です。

このとき、精神運動システムにおける陽気(肝陽と神気)の活動が不安定になり、後で述べる「肝気鬱結(かんきうっけつ)」や「心肝火旺(しんかんかおう)」の病態を呈することになります。

西洋医学的には、免疫系による炎症反応と、自律神経系や内分泌系によるストレス反応が相互に影響し合って形成された複雑な病態に相当します。

『傷寒論』には、「少陽の病たる、口苦く、咽乾き、目眩(めくるめ)くなり」と記載されています。少とは、微少および少壮の意味であり、疾病の勢いはかえってやや沈静したように見えることがあります。

このとき、病原体によって引き起こされる闘病反応はすでに表を離れたが、まだ裏に達していない、両者の中間である「半表半裏(はんぴょうはんり)」に移行しています。

少陽病においては、病邪(病毒と邪熱)は半表半裏に存在し、その症候もまた半表半裏に限局しているので、「半表半裏証」とも呼ばれます(図7.2)。

自覚的には、往来寒熱、咳、痰、吐き気、食欲不振、口が苦い、咽が乾く、めまいがするといった症状を認めます。

他覚的には舌の白苔と腹部の胸脇苦満(きょうきょうくまん)(季肋部の抵抗と圧痛)や心下(しんか)痞鞕(ひこう)(心窩部の抵抗と圧痛)を認め、脈は弦(弓の弦を張った感じ)の状態を呈します。

以上が、少陽病(半表半裏証)に共通の症候複合パターンです。

胸脇苦満型と心下痞鞕型

六病位理論では、少陽病の病態を2つのタイプに分けて理解しています。

第一のタイプは「**胸脇苦満型**」です。

第4部で紹介する気鬱の病態を呈し、腹診では胸脇苦満を認めるタイプのことです。

精神運動システムの反応としては、視床下部‐脳下垂体‐副腎皮質系の活動亢進による持続的な症候や緊張性の情動を発現します。

五臓論では、以上の病態を「**肝気鬱結**」と呼びます。

第二のタイプは「**心下痞鞕型**」です。

第4部で紹介する気逆の病態を呈し、腹診では心下痞鞕を認めるタイプのことです。

精神運動システムの反応としては、交感神経系の活動亢進による発作的な症候や興奮性の情動を発現します。

五臓論では、以上の病態を「**心肝火旺**」と呼びます。

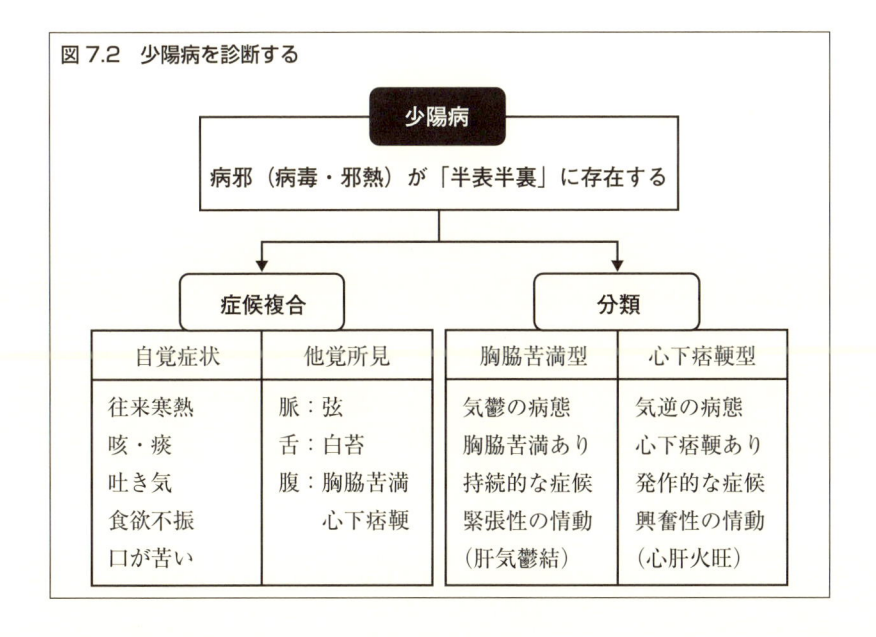

図7.2 少陽病を診断する

少陽病
病邪（病毒・邪熱）が「半表半裏」に存在する

症候複合

自覚症状	他覚所見
往来寒熱	脈：弦
咳・痰	舌：白苔
吐き気	腹：胸脇苦満
食欲不振	心下痞鞕
口が苦い	

分類

胸脇苦満型	心下痞鞕型
気鬱の病態	気逆の病態
胸脇苦満あり	心下痞鞕あり
持続的な症候	発作的な症候
緊張性の情動	興奮性の情動
（肝気鬱結）	（心肝火旺）

7.4 少陽病を治療する

少陽病の胸脇苦満型に対する治療原則と柴胡剤

少陽病に対する治療原則を「和解(わかい)」と言います。和解とは、病邪（病毒や邪熱）を発表や瀉下によって排泄することができないため、精神・神経・免疫・内分泌系の活動に働きかけて、炎症反応と緊張・興奮反応を適切に制御する治療方法を意味します。

この和解という治療方法において主役を演じるのが、柴胡(さいこ)という生薬です。柴胡の主成分はサイコサポニン類であり、表 7.3 のような多面的な薬理作用を発揮することが知られています。

ここで重要なことは、精神・神経・免疫・内分泌系に対する柴胡の多面的な作用が、胸脇苦満型における肝気鬱結(かんきうっけつ)の病態を和解する作用につながっているという点です。

柴胡と黄芩を主薬として含む方剤を「柴胡剤」と言います。その代表は大柴胡湯(だいさいことう)と小柴胡湯(しょうさいことう)です（方剤解説❸を参照）。

表 7.3　柴胡について理解する

	柴胡
基原	*Umbelliferae*（セリ科）の *Bupleurum falcatum*（ミシマサイコ）の根
主要成分	サポニン：サイコサポニン a〜f、サイコゲニンなど脂肪油、ステロール、糖、アンゲリシン、ロンギスピノゲニン、精油など
西洋医学的薬理作用	中枢抑制作用・平滑筋弛緩作用・抗消化性潰瘍作用・肝障害改善作用・抗炎症作用・抗アレルギー作用・ステロイド様作用・脂質代謝改善作用・抗ストレス作用
漢方医学的薬能	1) 亜急性〜慢性の炎症やストレスによる肝気鬱結の病態を改善する 2) 微熱や往来寒熱を改善する

少陽病の心下痞鞕型に対する治療原則と瀉心湯類

　視床下部−脳下垂体−副腎皮質系の活動が亢進した胸脇苦満型の病態に対しては柴胡剤が適応になるのに対して、交感神経系の活動が亢進した心下痞鞕型には「瀉心湯類」が適応になります。
　瀉心湯類とは、黄連と黄芩を主薬として含む方剤群であり、その代表は三黄瀉心湯と半夏瀉心湯です（方剤解説❹を参照）。

　黄連の主成分はアルカロイドのベルベリンであり、表7.4のような多面的な薬理作用を発揮することが知られています。
　ここで重要なことは、交感神経興奮によるストレス反応を制御する黄連の作用が、心下痞鞕型における心肝火旺の病態を和解する作用につながっているという点です。
　主として自律神経系に作用する黄連が交感神経興奮によるストレス反応を制御するのに対して、主として免疫系に作用する黄芩は炎症反応やアレルギー反応を制御する役割を担っています。

表7.4　黄連について理解する

黄連	
基原	*Ranunculaceae*（キンポウゲ科）の *Coptis japonica*（オウレン）、*Coptis chinensis*、*Coptis deltoidea* または *Coptis teeta* の根をほとんど除いた根茎
主要成分	アルカロイド：ベルベリン、コプチシン、パルマチン、オウレニン、コルンバミン、オーバクノンなど
西洋医学的薬理作用	鎮静作用・鎮痙作用・健胃作用・止瀉作用・抗菌作用・抗消化性潰瘍作用・血圧降下作用・動脈硬化予防作用・抗炎症作用・免疫賦活作用
漢方医学的薬能	1) 亜急性〜慢性の炎症やストレスによる心肝火旺の病態を改善する 2) 活性酸素や体内毒素の有害作用を改善する

7.5 陽明病を診断・治療する

陽明病の特徴

「**陽明病**」とは、陽証の極期で、生体を防御する闘病反応が過剰に亢進している病態のことです。熱の産生が過剰で、悪熱（＝熱を嫌がる）の症候を示すのが特徴です。

このとき、栄養補給システムにおける陽気（脾陽と胃気）の活動が過度に亢進し、それに伴って脂肪の異化・燃焼による熱の産生も過剰になって、悪熱と自汗と後で述べる裏証を認めるわけです。

このような陽明病の病態は、悪寒（＝寒を嫌がる）と無汗と表証を認める太陽病の病態とは対照的であると言えます。

『傷寒論』には、「陽明の病たる、胃家実是れなり」と記載されています。

明とは、明顕の意味なので、陽証がさらに深く進行して、積極性の病態が明らかに顕在した者はすべて陽明病と言います。

このとき、病原体によって引き起こされる闘病反応は「**裏**」の部位（下部消化管内や身体深部）に達しています。

陽明病においては、病邪（病毒や邪熱）が裏に存在し、その症候もまた裏に限局しているので「**裏証**」とも呼ばれます（図 7.3）。

下部消化管内に病毒（食毒）が有り余った病態は「**裏実証**」であり、自覚的には腹満と便秘を認めます。一方、身体深部に邪熱が有り余った病態は「**裏熱証**」であり、自覚的には口渇があって冷たい水を大量に欲します。

他覚的には舌の黄苔と腹部の膨満（充実している）を認め、脈は沈（皮下の深くでよく触れる）・実（力が強い）の状態を呈します。

以上が、陽明病（裏証）に共通の症候複合パターンです。

陽明病に対する治療原則と承気湯類・白虎湯類

陽明病で**裏実証**（腹満・便秘）を呈する場合には、「**瀉下**」という治療方法によって病毒（食毒）を便と一緒に消化管から排泄し、過度に亢進した炎症反応を適切に制御します。

この瀉下という治療方法において主役を演じるのが、強力な排便促進作用を有する**大黄**と、腸管内に水液を保持する作用を有する**芒硝**です。

大黄と芒硝を主薬として含む代表的な方剤は**大承気湯**であり、大承気湯の類方を「**承気湯類**」と言います（方剤解説❺を参照）。

陽明病で**裏熱証**（口渇・冷飲）を呈する場合には、「**清熱**」という治療方法によって邪熱を冷やし、過度に亢進した炎症反応を適切に制御します。

この清熱という治療方法において主役を演じるのが、裏熱を強力に冷ます作用を有する**石膏**という生薬です。

石膏を主薬として含む代表的な方剤は白虎湯です。白虎湯の類方を「**白虎湯類**」と言い、白虎加人参湯などがあります（方剤解説❻を参照）。

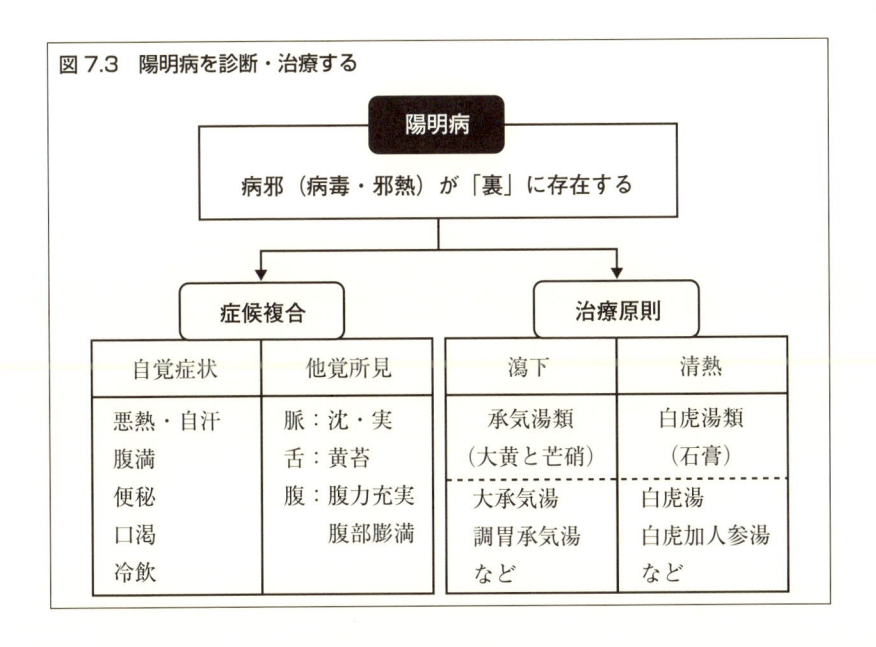

図7.3 陽明病を診断・治療する

陽明病			
病邪（病毒・邪熱）が「裏」に存在する			
症候複合		治療原則	
自覚症状	他覚所見	瀉下	清熱
悪熱・自汗 腹満 便秘 口渇 冷飲	脈：沈・実 舌：黄苔 腹：腹力充実 　　腹部膨満	承気湯類 （大黄と芒硝）	白虎湯類 （石膏）
		大承気湯 調胃承気湯 など	白虎湯 白虎加人参湯 など

7.6 太陰病を診断・治療する

太陰病の特徴

「太陰病」とは、陰証の初期で、栄養補給システムにおける陽気（脾陽と胃気）の働きが低下した病態のことです。

その結果、栄養補給システムの活動が全般的に衰退します。たとえば、胃気によって営まれる活動が衰退し、胃内消化機能や水穀輸送機能が低下します。さらに、脾陰や肝陰による気・血の産生も不足して気虚や血虚の病態を伴います（気虚・血虚については第4部参照）。

『傷寒論』には、「太陰の病たる、腹満して吐し、食下らず、自利ますます甚だしく、ときに腹自ずから痛む」と記載されています。

太陰病の主徴は腹満、腹痛、あるいは不食、嘔吐、下痢などで、脈は通常は沈んで遅く、あるいは沈んで弱く、腹部は軟弱で膨満し、手足は温かく感じたり、あるいは冷たく感じたりします（図7.4）。

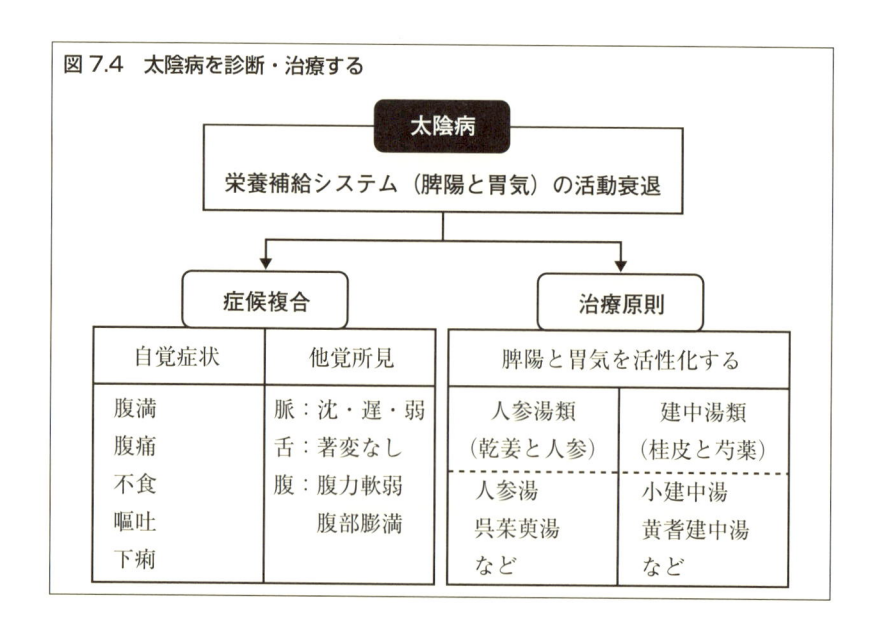

図7.4 太陰病を診断・治療する

太陰病
↓
栄養補給システム（脾陽と胃気）の活動衰退

症候複合		治療原則	
自覚症状	他覚所見	脾陽と胃気を活性化する	
腹満	脈：沈・遅・弱	人参湯類	建中湯類
腹痛	舌：著変なし	（乾姜と人参）	（桂皮と芍薬）
不食	腹：腹力軟弱	人参湯	小建中湯
嘔吐	腹部膨満	呉茱萸湯	黄耆建中湯
下痢		など	など

太陰病に対する治療原則と人参湯類・建中湯類

太陰病に対しては、脾陽や胃気を活性化する**乾姜**（あるいは**生姜**）や**桂皮**と、気や血の不足を補う**人参**や**芍薬**を組み合わせて治療します。

太陰病に適応となる代表的な方剤は、乾姜と人参の組み合わせを含む人参湯と、桂皮と芍薬の組み合わせを含む小建中湯です（図7.4）。

人参湯には、人参・乾姜・白朮・甘草という4種類の生薬が含まれています。

人参湯と同じように、人参と乾姜（あるいは生姜）の組み合わせを含む方剤を「**人参湯類**」と言い、他にも呉茱萸湯などがあります（方剤解説❼を参照）。

人参には、脾陰による気の産生を促進し、平滑筋のトーヌス低下を正常化する効能があります。したがって、消化管平滑筋の緊張低下による胃下垂や内臓下垂を改善する効果を期待できます。

そこで、平滑筋のトーヌスが低下したアトニー病態には、人参湯類が適応になるのです。腹診では、心下痞鞕を認めるタイプに適応があります。

小建中湯は、第7.2節において述べた桂枝湯の芍薬を増量して膠飴を加味した生薬構成になっています。膠飴の主成分は、麦芽糖、デキストリン、マルトースなどであり、滋養強壮の効能があります。

この小建中湯の類方を「**建中湯類**」と言い、小建中湯に黄耆を加味した黄耆建中湯などが含まれます（方剤解説❽を参照）。

芍薬には、肝陰による血の産生を促進し、平滑筋や骨格筋の緊張亢進を正常化する効能があります。したがって、消化管平滑筋の緊張亢進による腹痛や、骨格筋の緊張亢進による筋肉痛や筋痙攣を改善する効果を期待できます。

そこで、平滑筋や骨格筋の緊張が亢進した病態には、芍薬を主薬とする建中湯類が適応になるのです。腹診では、腹直筋緊張を認めるタイプに適応があります。

7.7 少陰病と厥陰病を診断・治療する

少陰病と厥陰病の特徴

「**少陰病**(しょういん)」とは、陰証の病期が進行して生体防御システムにおける陽気(腎陽と衛気)の働きが低下した病態のことです。

その結果、新陳代謝や熱の産生が低下すると同時に、生体防御機能やリンパ還流機能も低下します。

『傷寒論』には、「少陰の病たる、脈微細、ただ寝んと欲するなり」と記載されています。

全身に消極性の徴候を現し、しかも気力が衰退するために、その病状はあたかも微少であるかのような外観を呈する者はすべて少陰病と言います。

その主徴は、全身倦怠感、疲労困憊、気力の低下、手足の冷え、寒気・悪寒などで、脈は沈んで微弱、腹力は軟弱で小腹不仁を認めます（図7.5）。

「**厥陰病**(けっちん)」とは、陰証の末期で、精神運動システムにおける陽気(肝陽と神気)の働きも低下した病態のことです。

その結果、精神運動機能や血液循環機能が低下して、ショック状態を呈することもあります。

『傷寒論』には、「厥陰の病たる、気上がって心を撞き、心中疼熱し、飢えて食を欲せず、食すれば即ち吐し、之を下せば利止まず」と記載されています。

陰証がさらに増悪して、ついにその極に達して精力がまさに尽きようとして、突然に重態に陥る者はすべて厥陰病と言います。

その主徴は、精力の衰脱、体液の亡失による口渇と多飲、急激な心臓の衰弱による胸内苦悶、呼吸が浅くて微弱、胃の中が空虚であるにもかかわらず飲食を欲しない、手足の末梢が冷える、脈がほとんど触れないなどです。

少陰病の治療原則

少陰病に対しては、腎陽を活性化する**附子**という生薬を含む方剤が適応になります。附子には、神気の衰退による精神運動機能や血液循環機能の低下を改善する効能もあります。

附子を主薬として含む方剤を「**附子剤**」と言います。その代表は真武湯と麻黄附子細辛湯です（方剤解説❾を参照）。

真武湯は「裏寒証」に適応となる方剤であり、腎陽を活性化する作用に優れています。一方、麻黄附子細辛湯は「表寒証」に適応となる方剤であり、腎陽と衛気を同時に活性化する作用をもっています（図7.5）。

少陰病から厥陰病の病態に対しては、新陳代謝を強力に賦活するために、**乾姜**と**附子**を組み合わせた「**四逆湯類**」で対処します。

その代表的な方剤が茯苓四逆湯です。茯苓四逆湯の構成生薬は甘草・乾姜・附子・人参・茯苓の五味であり、その新陳代謝賦活作用は非常に強力です。しかし、残念ながらエキス製剤がないので、人参湯エキスと真武湯エキスを併用することで代用します。

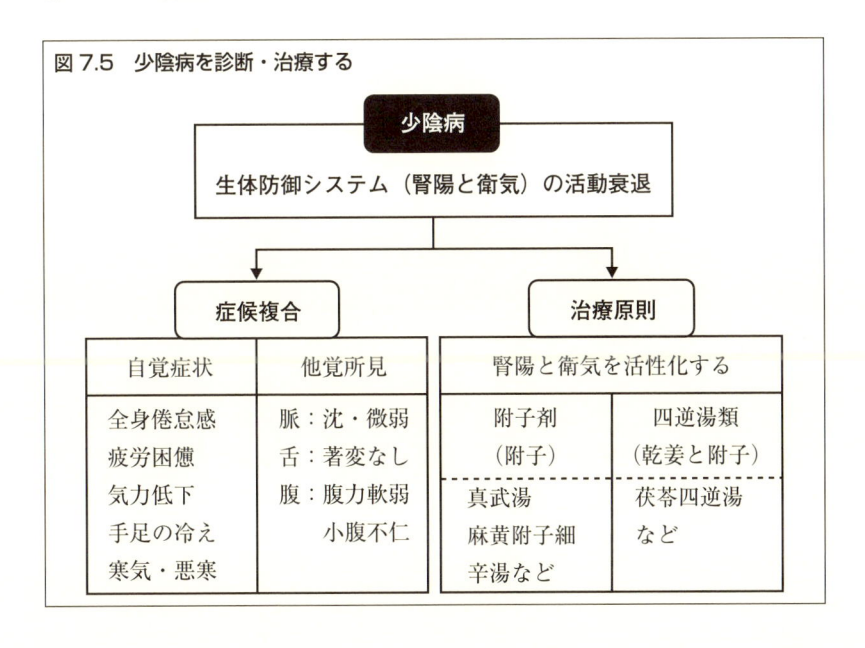

図7.5 少陰病を診断・治療する

少陰病
↓
生体防御システム（腎陽と衛気）の活動衰退

症候複合

自覚症状	他覚所見
全身倦怠感	脈：沈・微弱
疲労困憊	舌：著変なし
気力低下	腹：腹力軟弱
手足の冷え	小腹不仁
寒気・悪寒	

治療原則

腎陽と衛気を活性化する

附子剤	四逆湯類
（附子）	（乾姜と附子）
真武湯	茯苓四逆湯
麻黄附子細辛湯など	など

第7章のまとめ

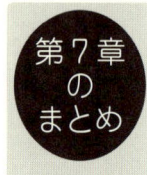

◆太陽病とは、陽証の初期で、生体防御システムにおける陽気（腎陽と衛気）の熱を産生する活動が相対的に不足している病態である。
　そのため、熱の産生が不十分で、悪寒（寒を嫌悪する）の症候を示す。
　また、病邪（病毒と邪熱）が表（体表部）に存在するために、表証の症候を呈する。

◆太陽病は、病原体の感染力・毒性（病邪のパワー）と、宿主の免疫力・抵抗力（衛気のパワー）との力関係によって、表実証の病態を呈したり、表虚証の病態を呈したりする。

◆太陽病の表実証に対する治療原則（＝発表）は、体表部に存在する病邪を、発汗によって汗と一緒に外部に発散することであり、麻黄を主薬として含む麻黄剤が適応になる。
　太陽病の表虚証に対する治療原則（＝解肌）は、体表部ではたらく宿主の免疫力や抵抗力を賦活して、生体防御反応を強化することであり、桂皮と芍薬を含む桂枝湯類が適応になる。

◆少陽病とは、陽証の第二ステージで、精神運動システムにおける陽気（肝陽と神気）の活動が不安定になり、免疫系と自律神経系と内分泌系が関与する複雑な病態である。
　そのため、熱の産生が不十分な時期と、過剰な時期を交互に繰り返して、往来寒熱（寒気と熱感を交互に感じる）の症候を示す。
　また、病邪が半表半裏（表と裏の中間）に存在するために、半表半裏証の症候を呈する。

◆少陽病は、精神運動システムの活性化による心身の反応を伴い、2つの型に分類される。
　1）視床下部－脳下垂体－副腎皮質系の活動亢進による持続的な症候や緊張性の情動を発現するのが、胸脇苦満型（＝肝気鬱結の病態）である。
　2）交感神経系の活動亢進による発作的な症候や興奮性の情動を発現するのが、心下痞鞕型（＝心肝火旺の病態）である。

◆少陽病に対する治療原則（＝和解）は、精神・神経・免疫・内分泌系の活動に働きかけて、炎症反応と緊張・興奮反応を適切に制御することである。
　胸脇苦満型には柴胡と黄芩を含む柴胡剤が適応になり、心下痞鞕型には黄連と黄芩を含む瀉心湯類が適応になる。

◆陽明病とは、陽証の極期で、栄養補給システムにおける陽気（脾陽と胃気）の活動が過度に亢進している病態である。
　そのため、熱の産生が過剰で、悪熱（＝熱を嫌がる）の症候を示す。
　また、病邪が裏（下部消化管内や身体深部）に存在するために、裏証の症候を呈する。

◆陽明病で裏実証（腹満・便秘）を呈する場合の治療原則（＝瀉下）は、病毒（食毒）を便と一緒に消化管から排泄し、過度に亢進した炎症反応を適切に制御することである。
　大黄と芒硝を含む承気湯類が適応になる。

◆陽明病で裏熱証（口渇・冷飲）を呈する場合の治療原則（＝清熱）は、身体深部に存在する邪熱を冷やし、過度に亢進した炎症反応を適切に制御することである。
　石膏を主薬とする白虎湯類が適応になる。

◆太陰病とは、陰証の初期で、栄養補給システムにおける陽気（脾陽と胃気）の働きが低下した病態である。
　胃内消化機能や水穀輸送機能が低下すると同時に、脾陰や肝陰による気・血の産生も不足して気虚や血虚の病態を伴う。

◆太陰病に対しては、脾陽や胃気を活性化する乾姜（あるいは生姜）や桂皮と、気や血の不足を補う人参や芍薬を組み合わせて治療する。
　代表的な方剤は、乾姜と人参の組み合わせを含む人参湯と、桂皮と芍薬の組み合わせを含む小建中湯である。

◆少陰病とは、陰証の病期が進行して生体防御システムにおける陽気（腎陽と衛気）の働きが低下した病態である。
　新陳代謝や熱の産生が低下すると同時に、生体防御機能やリンパ還流機能も低下する。

◆少陰病に対しては、腎陽を活性化する附子を含む方剤（附子剤）が適応になる。
　附子剤には、真武湯のように裏寒証に適応となる方剤と、麻黄附子細辛湯のように表寒証に適応となる方剤がある。

◆厥陰病とは、精神運動システムにおける陽気（肝陽と神気）の働きも低下した末期の病態であり、精神運動機能や血液循環機能が低下して、ショック状態を呈することもある。

◆少陰病から厥陰病に対しては、新陳代謝を強力に賦活するために、乾姜と附子を組み合わせた四逆湯類で対処する。
　代表的な方剤は茯苓四逆湯だがエキス製剤がなく、人参湯エキスと真武湯エキスを併用することで代用する。

漢方の臨床を理解する(2)

第4部

第8章　気血水アプローチの考え方
第9章　気血水アプローチの診断と治療

　第4部では、あなたの脳の中に漢方医学の応用ソフトである『気血水アプローチ』をインストールすることになります。

　ここで紹介する気血水アプローチは、内傷病を診断・治療する際に使えるソフトです。その特徴を「氷山」の比喩を使って説明すると以下のようになります。

　病人を診察するとさまざまな症候が見られます。しかし、それらの症候は海面上に出現した氷山の一角にすぎません。海面下に潜んでいる主要部分も含めた氷山の全体像が、病人の状態に相当するわけです。

　同じ内傷病でも、病人によって氷山の形は千差万別です。海面下の部分も含めた氷山の全体像には、いくつかのタイプがあるのです。そのタイプの違いを気血水という概念を使って識別し、氷山の全体像に合わせて適切な治療方法を選択し、不健康状態を改善するのが気血水アプローチなのです。

　第8章で紹介する気血水アプローチの考え方は、第4章で説明した3種類の生体システムの活動が土台になっています。したがって、その部分を簡単に復習してから、あなたの脳の中に気血水アプローチをインストールすると理解しやすいでしょう。

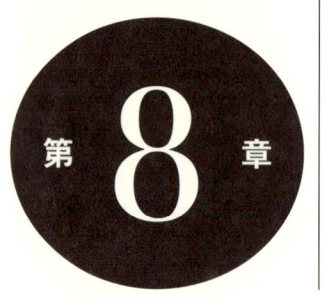

第8章 気血水アプローチの考え方

8.1 気血水アプローチと気血水理論

不健康状態を改善する気血水アプローチ

　外感病の場合には、局所の異常が疾病の進行とともに生体システム全体に波及していくという特徴がありました。

　それに対して内傷病の場合には、疾病が発生する前の段階ですでに生体システム全体の異常が存在しているのです。

　ストレスや生活習慣、加齢変化といった要因が、3種類の生体システム（精神運動システム・生体防御システム・栄養補給システム）のいずれか、あるいは複数に異常を引き起こしているわけです。

　このように、内傷病が発生する前に引き起こされた生体システム全体の異常を、本書では「**不健康状態**」と呼ぶことにします。

　気血水アプローチとは、この不健康状態を改善することによって、主として内傷病の発生を未然に防いだり、発生した内傷病を治療したりするアプローチなのです

　疾病そのものを直接的に治療するのではなく、不健康な状態をより健康な状態へと改善することによって、疾病を間接的に治療するのが気血水アプローチであると言えます。

　図8.1に示したように、不健康状態は内傷病が発生する原因になっているだけではありません。

外感病が発生する温床にもなっているのです。

したがって、内傷病だけでなく、外感病の予防や治療にも使えるのが気血水アプローチであると言えます。

不健康状態を多角的に理解する気血水理論

不健康な状態とは、生体システム活動のどこかに何らかの障害が存在する状態であると言えます。

そして、気血水理論とは、生体システム活動のどこに、どのような障害が、どのようにして発生したのかを多角的に理解するために体系化された理論なのです。

気血水理論については、次節以降に詳しく説明しますが、その概要は以下の通りです。

1) 気の働きに異常がある病態では、機能を発現する生体システムの活動が主として障害される。

2) 血や水の働きに異常がある病態では、構造を形成する生体システムの活動が主として障害される。

3) 気血水の異常を組み合わせることによって、不健康状態（＝生体システム全体の異常）を多角的に理解できる。

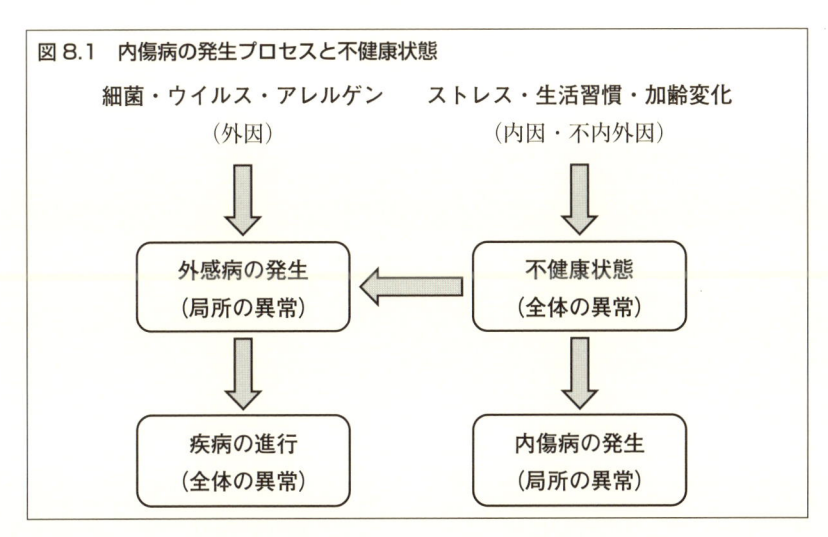

図 8.1　内傷病の発生プロセスと不健康状態

細菌・ウイルス・アレルゲン　　ストレス・生活習慣・加齢変化
（外因）　　　　　　　　　　　　（内因・不内外因）

外感病の発生　←　不健康状態
（局所の異常）　　　（全体の異常）

疾病の進行　　　　　内傷病の発生
（全体の異常）　　　（局所の異常）

8.2 気の産生・消費と気虚の病態

栄養補給システムにおける気の産生と消費

　気血水理論では、生体が機能を発現するために必要なエネルギー源を「気」と呼んでいます。

　エネルギー源としての気の働きによって、生体が機能を発現するすべての活動が維持されているのだと言えます。

　第4章で述べたように、エネルギー源を産生・消費するプロセスにおいて中心的な役割を演じているのは栄養補給システムです（図8.2）。

　簡単に復習すると、栄養になる食べ物を摂食し、小腸で消化・吸収し、吸収した栄養素を同化してエネルギー源としての気を産生・貯蔵するのが**脾陰**の働きです。

　一方、脾陰の働きによって産生・貯蔵されたエネルギー源としての気は、必要に応じて**脾陽**の働きによって異化され、ATPの原料に変化して、生体が発現する機能を維持するためのエネルギーとして消費されるわけです。

　胃気は、胃の蠕動によって胃内容物を撹拌・消化する活動や、腸管の蠕動によって腸管内容物を輸送・排泄する活動を司っており、そのために多くのエネルギーを消費します。

　また、精神運動システムが活動する際には、神気が司っている精神運動機能の発現に多くのエネルギーを消費しますし、生体防御システムが活動する際には、衛気が司っている生体防御機能の発現に多くのエネルギーを消費します。

　これらのエネルギーはすべて、脾陰を中心とする栄養補給システムの活動によって賄われているのです。

気虚の病態とその原因

エネルギー源としての気が不足すると、「気虚(ききょ)」の病態を呈します。

気虚の病態では、エネルギーを消費して機能を発現する活動が全般的に低下し、さまざまな症候が出現します。

気虚が発生する原因は、産生の不足と消費の過剰です。

体質的に虚証タイプの人は、脾陰の働きが弱く、胃気のパワーも弱いので、産生不足による気虚の病態を呈することが多いという傾向を認めます。小食で痩せていて、胃腸が弱い人はこのタイプです。

逆に、実証タイプの人は、脾陰の働きが強く、胃気のパワーも強いので、産生不足による気虚の病態を呈することはまれです。

しかし、精神運動機能や生体防御機能の発現に過剰なエネルギーを消費して気虚の病態を呈することがあります。

気虚の診断と治療については、第9.1節で詳しく紹介します。

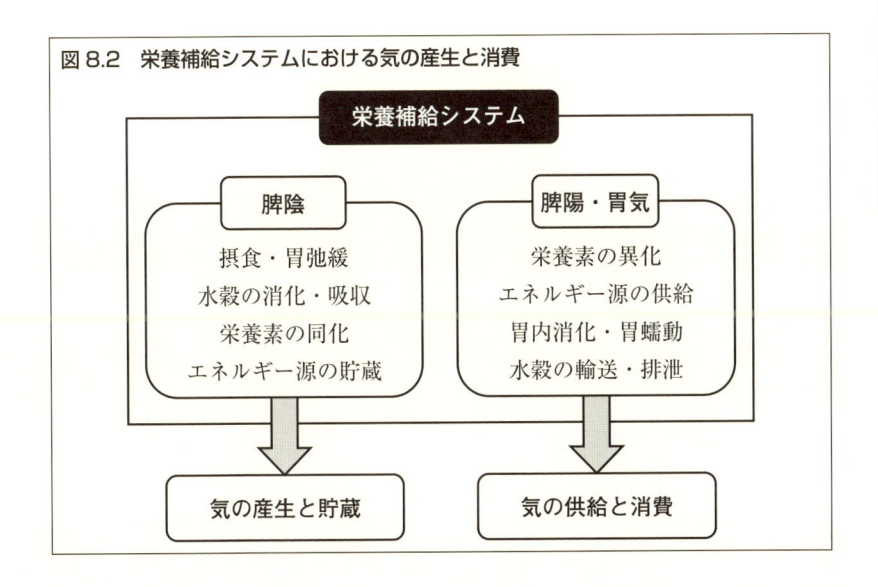

図8.2 栄養補給システムにおける気の産生と消費

栄養補給システム

脾陰	脾陽・胃気
摂食・胃弛緩	栄養素の異化
水穀の消化・吸収	エネルギー源の供給
栄養素の同化	胃内消化・胃蠕動
エネルギー源の貯蔵	水穀の輸送・排泄
↓	↓
気の産生と貯蔵	気の供給と消費

8.3 気の流れと気鬱・気逆の病態

気の流れを制御する生体システム

　気血水理論では、気の働きによって、機能を発現する活動が維持・活性化されるのだと考えています。

　前節で述べたエネルギー源としての気は、機能を発現する活動を維持する役割を担っていました。

　しかし、機能を発現する活動を活性化するためには、エネルギー源としての気ではなく、「情報伝達媒体」としての気の働きが必要になるのです。

　情報伝達媒体としての気の代表は、神経細胞や筋細胞に情報を伝達する電気信号や神経伝達物質であり、神経ネットワーク内をかけめぐりながら、機能を発現する活動を活性化する役割を担っているのです。

　この気の流れを制御する生体システムの活動を、次のように整理することができます（図8.3）。

　1）精神運動システム（神気と肝陽）の活動によって、脳を中心とする神経ネットワーク内の気の流れが制御されている。

　その結果、外界の情報を感覚神経を介して脳に伝達し、脳内で複雑な情報伝達をおこない、行動指令情報を運動神経を介して筋肉に伝達することが可能になる（第4.3～4.5節参照）。

　2）栄養補給システム（胃気と脾陽）の活動によって、消化管壁に内在する神経叢内の気の流れが制御されている。

　その結果、胃の内容物を蠕動運動によって撹拌・消化し、腸の内容物を蠕動運動によって肛門側へ輸送・排泄することが可能になる（第4.9～4.10節参照）。

　本書では詳しく述べませんが、内分泌系におけるホルモンや、免疫系におけるサイトカインもまた、情報伝達媒体としての気に相当すると考えることができます。

気鬱・気逆の病態とその原因

情報伝達媒体としての気の流れが停滞あるいは失調すると、「気鬱（きうつ）」や「気逆（きぎゃく）」の病態を呈します。

気鬱や気逆の病態では、精神運動システムや栄養補給システムの活動が機能的に障害されて、さまざまな症候が出現します。

気鬱や気逆が発生する原因の多くは、精神的なストレスによる過度の緊張状態や興奮状態です。

心身が過度に緊張すると気鬱の病態を呈し、心身が過度に興奮すると気逆の病態を呈する傾向があります（五臓論では、前者が「肝気鬱結（かんきうっけつ）」に相当し、後者が「心肝火旺（しんかんかおう）」に相当します）。

また、二次的に身体諸器官の活動も機能的に障害されます。とくに消化器系の活動に異常をきたすことが多く、胃や腸の運動が停滞あるいは失調した病態を呈することになります。

気鬱・気逆の診断と治療については、第9.6節と第9.7節で詳しく紹介します。

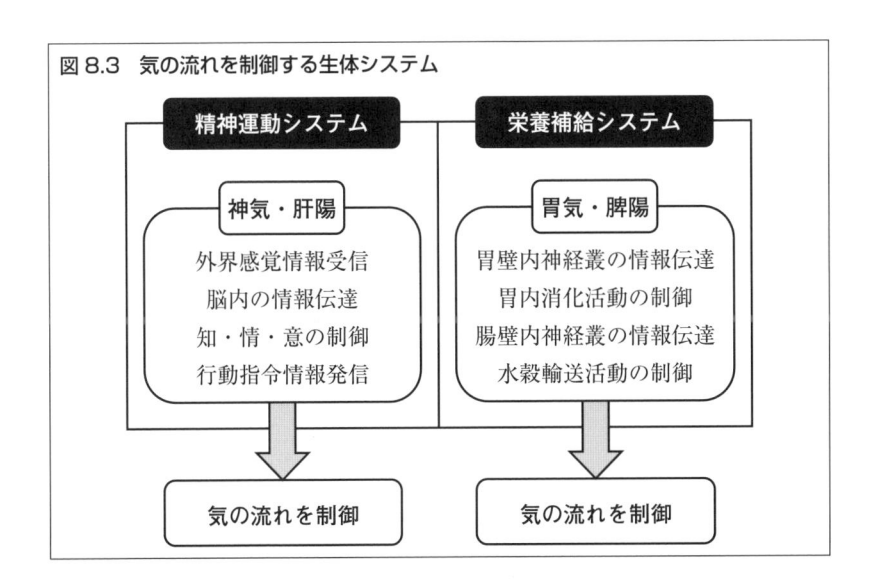

図 8.3　気の流れを制御する生体システム

精神運動システム	栄養補給システム
神気・肝陽	胃気・脾陽
外界感覚情報受信 脳内の情報伝達 知・情・意の制御 行動指令情報発信	胃壁内神経叢の情報伝達 胃内消化活動の制御 腸壁内神経叢の情報伝達 水穀輸送活動の制御
気の流れを制御	気の流れを制御

8.4 血の産生・流れと血虚・瘀血の病態

精神運動システムにおける血の産生と流れ

　気血水理論では、生体が構造を形成するために必要な有機資源を「血(けつ)」と呼んでいます。

　第4章で述べたように、有機資源としての血を産生し、血管内における血の流れを制御するプロセスにおいて、中心的な役割を演じているのは精神運動システムです（図8.4）。

　簡単に復習すると、精神運動機能を休止し、骨格筋を弛緩させている間に、有機資源としての血を産生する（筋肉では組織タンパク質を形成し、肝臓ではアミノ酸を合成する）のが**肝陰**の働きです。

　このとき、門脈系の血流が増大し、大循環系の血流は相対的に減少しています。

　一方、精神運動機能を発現し、骨格筋を緊張させる必要があるときには、**肝陽**と**神気**の働きによって交感神経系の機能が亢進し、大循環系の血流が旺盛となるわけです。

図8.4　精神運動システムにおける血の産生と流れ

精神運動システム

肝陰	肝陽・神気
精神運動機能休止 骨格筋の弛緩 組織タンパク質の形成 肝臓のアミノ酸合成	精神運動機能発現 骨格筋の緊張 血液循環機能発現 交感神経機能亢進
↓	↓
血の産生と供給	血の流れを制御

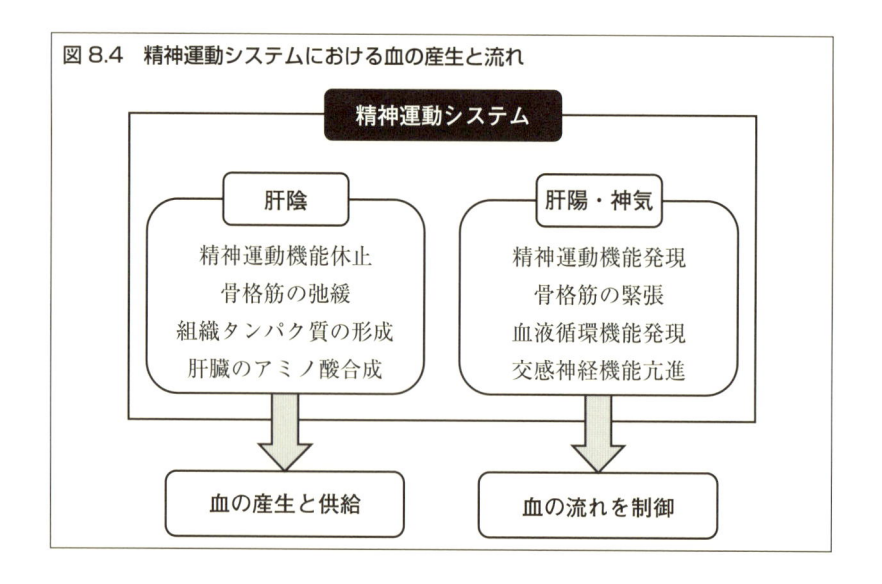

血虚・瘀血の病態とその原因

　有機資源としての血が不足すると、「**血虚**(けっきょ)」の病態を呈します。
　血虚の病態では、有機資源を利用して構造を形成する活動が全般的に低下し、さまざまな症候が出現します。

　血虚が発生する原因の多くは、産生の不足です。
　体質的に虚証タイプの人は、肝陰の働きが弱く、神気のパワーも弱いので、産生不足による血虚の病態になりやすいという傾向を認めます。筋肉が痩せていて、血圧が低く、貧血気味の人はこのタイプです。
　加齢に伴って、タンパク同化作用をもっている性ホルモンの働きが低下すると、血の産生不足によって血虚の病態が発生することもあります。
　血虚の診断と治療については、第9.2節で詳しく紹介します。

　次に、血の流れについて考えてみましょう。血管内をサラサラと流れるべき血が停滞すると、「**瘀血**(おけつ)」の病態を呈します。この場合の血は、血液とほぼ同義であると考えていいでしょう。
　瘀血の病態では、毛細血管を中心とする微小循環系の流れが障害されたり、血液中に有害物質（＝血毒）が蓄積したりして、さまざまな症候が出現します。

　瘀血が発生する原因は多彩です。
　精神的なストレスで骨格筋の緊張状態が持続すると血液の循環が障害されます。また、交感神経系の緊張によって末梢血管が収縮したり、血液粘度が高くなることで微小循環が障害されます。
　肥満や高脂血症、高血糖、高血圧といった生活習慣病や、打撲、捻挫といった外傷も瘀血の原因になります。
　女性の場合、月経の障害によって瘀血が発生することも多く、逆に瘀血の病態によって月経の障害が発生することも少なくありません。
　瘀血の診断と治療については、第9.4節で詳しく紹介します。

8.5 水の産生・流れと津虚・水滞の病態

生体防御システムにおける水の産生と流れ

　気血水理論では、生体が構造を形成するために必要な無機資源を「**水**(すい)」と呼んでいます。

　第4章で述べたように、無機資源としての水を産生し、血管外における水の流れを制御するプロセスにおいて、中心的な役割を演じているのは生体防御システムです（図8.5）。

　簡単に復習すると、炎症・発熱反応を休止している間に細胞を新生・増殖するために、腎臓で再吸収した水液を間質に配給するのが**腎陰**の働きです。この水液は糸球体のろ過と尿細管の再吸収によって浄化された「浄水」であり、別名を「**津液**(しんえき)」と言います。

　一方、炎症・発熱反応や細胞の死と破壊によって汚染された水液を間質から排泄し、腎臓から尿として排泄するのが**腎陽**と**衛気**の働きです。この汚染された水液は「汚水」であり、別名を「**痰飲**(たんいん)」と言います。

図8.5　生体防御システムにおける水の産生と流れ

生体防御システム

腎陰
腎臓で水液を再吸収
浄水を間質に供給
抗炎症・解熱反応
細胞の新生と増殖
→ 水の産生と供給

腎陽・衛気
炎症・発熱反応
細胞の死と破壊
汚水を間質から排泄
腎臓から尿を排泄
→ 水の流れを制御

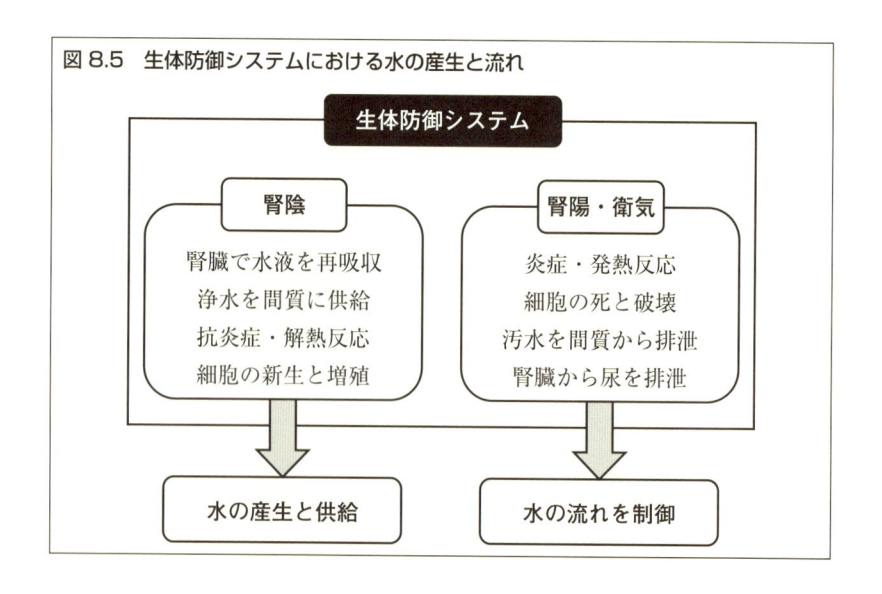

津虚・水滞の病態とその原因

　無機資源としての水（＝浄水・津液）が不足すると、「**津虚**」の病態を呈します。
　津虚の病態では、構造を形成する活動が低下することよりもむしろ、体表を覆っている皮膚や粘膜の潤いを維持して生体を保護・防御する活動が低下することのほうが問題となります。

　津虚が発生する原因には、産生の不足と喪失の過剰があります。
　産生不足による津虚の多くは、腎陰の働きが低下しているときに発生します（これを、**腎陰虚に伴う津虚**の病態と呼んで区別する）。
　高齢者の場合、口渇中枢の感度が低下し、飲水量が少ないために津液の産生が不足することもあります。
　喪失過剰による津虚は、体表を覆っている皮膚や粘膜のバリア機能が低下しているときに発生します。
　脱水をきたすような嘔吐、下痢、多汗、多尿が続けば、もちろん津虚の原因となります。
　津虚の診断と治療については、第9.3節で詳しく紹介します。

　次に、水の流れについて考えてみましょう。リンパの流れと泌尿器系の働きによって体外へ排泄されるべき水（＝汚水・痰飲）が生体内に停滞すると、「**水滞**」の病態を呈します。
　水滞の病態では、停滞した汚水中に有害物質（＝水毒）が蓄積して、さまざまな症候が出現します。

　リンパの流れや尿の排泄が障害されると水滞が発生しますが、その原因は不明のことが少なくありません。
　何らかの炎症が生体内に存在していると、腎陽や衛気の活動が障害されることが多いので、その結果として水滞が発生する場合もあります。
　水滞の診断と治療については、第9.5節で詳しく紹介します。

8.6 不健康状態を氷山に喩える

不健康状態の増悪プロセスと未病・已病

　本章の最後に、不健康状態（＝生体システム全体の異常）が増悪するプロセスを、氷山に喩えて考えてみることにしましょう（図8.6）。

　不健康状態は、発生した時点では小さな氷山に似ています。自然に溶けてなくなってしまう可能性もあります。

　ところで、小さな氷山が成長して、大きな氷山に変化するプロセスには誘因があります。その誘因とは気温の低下です。

　それと同じように、不健康状態が増悪するプロセスにも誘因があります。その誘因とは、心理社会的ストレスや悪い生活習慣、加齢変化などです。

　これらの誘因によって不健康状態が増悪すると、やがて内傷病が発生するわけです。

　漢方医学的には、内傷病などの疾病が発生する前の状態を「未病」と呼び、疾病が発生した後の状態を「已病」と呼んで区別しています。

　氷山に喩えると、未病とは小さな氷山に相当します。そのままにしておくと、やがて立派な氷山に成長して、内傷病が発生する危険があります。

　小さな氷山の段階で氷を溶かすことは簡単ですが、大きな氷山になってから氷を溶かすことは容易ではありません。

　そのため、漢方医学の世界では、発病前の未病の段階で治療を開始するのが優れた医師の条件であるとされているのです。このことを、「上工は未病を治す」と言います。

　気血水による診断・治療アプローチは、未病と已病の両方に適応があります。

　しかし、当然ではありますが、未病の段階であれば比較的容易に氷山を小さくして、不健康状態を改善できるのです。

病人の症候は氷山の一角である

　海面上に見えている部分は氷山の一角にすぎません。氷山の大部分は海面下に隠れていて見えないのです。

　不健康状態も同じです。病人が呈する症候（自覚症状や他覚所見）は氷山の一角にすぎないのです（図8.6）。

　一例として、頭痛について考えてみましょう。

　頭痛が氷山の一角にすぎなければ、鎮痛剤を服用しても一時しのぎにしかなりません。

　鎮痛剤の副作用によって、むしろ氷山が大きく成長してしまい、頭痛の頻度が増えていく危険性もあります。

　したがって、頭痛のような症候は不健康状態が顕在化したもの（氷山の一角）にすぎないと早く気づいて、病人全体の不健康状態（氷山の全体像）に目を向けて改善する必要があるのです。

　次章では、不健康状態を改善する気血水アプローチの実際について、詳しく見ていきたいと思います。

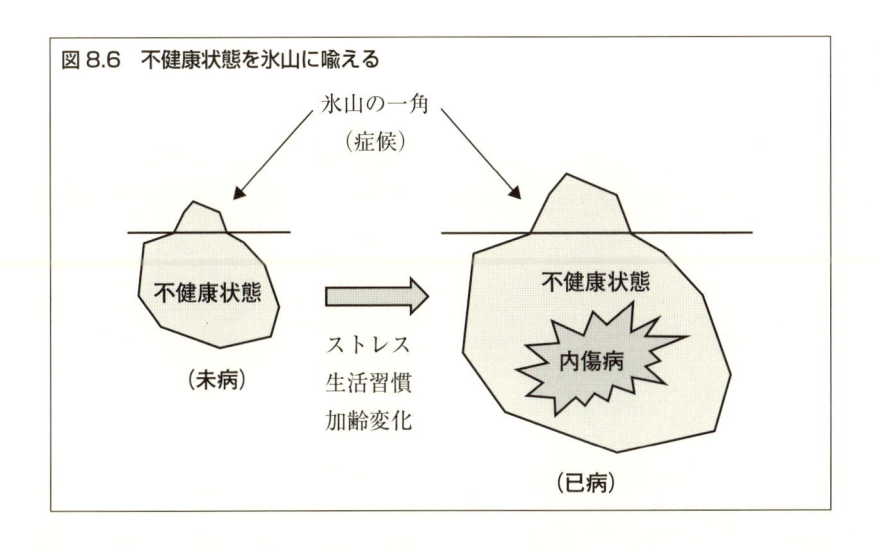

図8.6　不健康状態を氷山に喩える

氷山の一角
（症候）

不健康状態
（未病）

ストレス
生活習慣
加齢変化

不健康状態
内傷病
（已病）

第8章のまとめ

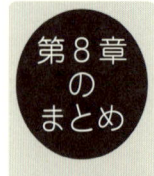

◆内傷病の場合、発病前の段階で、あらかじめ全体の異常が引き起こされており、その不健康状態は生体システム全体に及んでいる。

◆気血水アプローチとは、不健康状態を改善することによって、主として内傷病の発生を未然に防いだり、発生した内傷病を治療したりするアプローチである。
　しかし、内傷病だけでなく、外感病の予防や治療にも使える。

◆気血水理論とは、生体システム活動のどこに、どのような障害が、どのようにして発生したのかを多角的に理解するために体系化された理論である。

◆気とは、生体が機能を発現するために必要なエネルギー源である。
　エネルギー源としての気の産生と消費は、栄養補給システムの活動によって制御されている。

◆エネルギー源としての気が不足すると、気虚の病態を呈する。
　虚証タイプの人は、脾陰の働きが弱く、胃気のパワーも弱いので、エネルギーの産生不足によって気虚の病態を呈することが多い。
　実証タイプの人は、機能の発現に過剰なエネルギーを消費して気虚の病態を呈することがある。

◆情報伝達媒体としての気の流れは、精神運動システムや栄養補給システムによって制御されている。
　気の流れが停滞あるいは失調すると、気鬱や気逆の病態を呈する。

第8章のまとめ

◆血とは、生体が構造を形成するために必要な有機資源である。

有機資源としての血の産生や、血管内の血の流れは精神運動システムによって制御されている。

◆有機資源としての血が不足すると、血虚の病態を呈する。

また、血管内をサラサラと流れるべき血が停滞すると、瘀血の病態を呈する。

◆水とは、生体が構造を形成するために必要な無機資源である。

無機資源としての水の産生や、血管外における水の流れは、生体防御システムによって制御されている。

◆無機資源としての水（浄水・津液）を産生する腎陰の働きが低下すると、津虚の病態を呈する。

また、リンパの流れと泌尿器系の働きによって排泄されるべき水（汚水・痰飲）が生体内に停滞すると、水滞の病態を呈する。

◆不健康状態は、心理社会的ストレスや悪い生活習慣、加齢変化といった誘因によって、氷山のように成長する。

小さい氷山を溶かすように、未病の段階で治療するのが優れた医師の条件である。

第9章 気血水アプローチの診断と治療

9.1 気虚の病態を診断・治療する

気虚の病態でみられる多様な症候

　気虚の病態では、生体が機能を発現するために必要なエネルギー源の不足によって、胃気や神気、衛気の働きが全般的に低下します。

　胃気の働きが低下すると、栄養補給システムの機能低下に伴って、食欲不振、胃もたれ、消化不良、下痢傾向、弛緩性の便秘といった症状が出現します。

　また、神気の働きが低下すると、精神運動システムの機能低下に伴って、全身倦怠感や易疲労、気力の低下、活力の低下、目や声に力がない、手足のだるさといった症状が出現します。

　一方、衛気の働きが低下すると、生体防御システムの機能低下に伴って、風邪をひきやすい、風邪をひくと治りにくいという症状が出現します。

　気血水の異常は単独で出現することは少なく、2つ以上の病態が同時に出現することのほうが多いのです。

　たとえば、胃もたれや消化不良といった消化器症状は、気虚と水滞の併存によることが多く、気力や活力の低下といった精神的な症状は、気虚と気鬱の併存によることが多いという傾向があります。

　したがって後で述べるように、気虚の病態を治療する際には、他にどのような病態が併存するかによって適応となる方剤が変わってくるのです。

　また、気虚の発生原因が脾陰を中心とする栄養補給システムの機能低下

による場合、血の産生も同時に障害されるため、血虚の病態を伴うことがよくあります。そのような病態を「気血両虚（きけつりょうきょ）」と言います。

気虚と気血両虚の病態に対する治療

　気虚の病態には、消化吸収機能を賦活して気の産生を促進する「人参（にんじん）」という生薬を含む方剤が適応になります。
　代表的な方剤として、六君子湯（りっくんしとう）と補中益気湯（ほちゅうえっきとう）があります。
　六君子湯は、気虚と水滞の併存による胃腸症状を改善する効能に優れています。それに対して補中益気湯は、気虚と気鬱の併存による全身倦怠感や気力の低下を改善する効能に優れています（方剤解説❿参照）。

　気血両虚の病態には、気の産生を促進する生薬に、血の産生を促進する「当帰（とうき）」や「地黄（じおう）」を合わせて含む方剤が適応になります。
　代表的な方剤として、十全大補湯（じゅうぜんたいほとう）と人参養栄湯（にんじんようえいとう）があります。
　十全大補湯は、気血両虚の病態に対する第一選択薬として病後や術後によく使われる方剤です。
　同じように気血両虚の病態であっても、咳・痰などの呼吸器症状や、口腔や眼球の乾燥症状（津虚の病態）を伴う場合には、十全大補湯よりも人参養栄湯のほうが適応になります（方剤解説⓫参照）。

図9.1　気虚の病態でみられる多様な症候

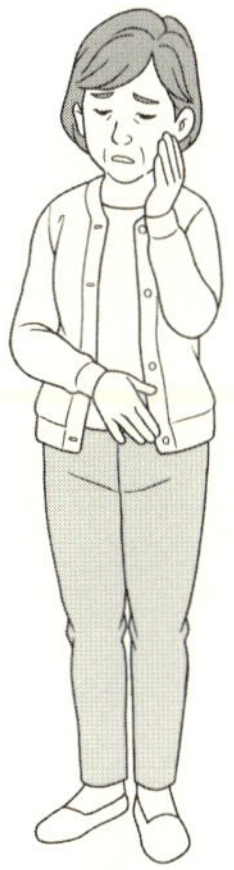

食欲不振
胃もたれ
消化不良
下痢傾向
弛緩性の便秘

全身倦怠感や易疲労
気力の低下
活力の低下
目や声に力がない
手足がだるい

風邪をひきやすい
風邪をひくと治りにくい

9.2 血虚の病態を診断・治療する

血虚の病態でみられる多様な症候

　血虚の病態では、有機資源としての血の不足によって、構造タンパク質の形成が全般的に障害されます。
　そこで、皮膚と爪と毛髪の状態を見れば、その病人が血虚の病態を呈しているかどうか、容易に判定できます。
　皮膚の角質におけるケラチン線維の合成が低下すると、皮膚表面の弾力は低下し、艶もなくなってカサカサになります。また、爪は割れやすくなり、毛髪も抜けやすくなるのです。

　筋肉量の減少による体重減少もまた、血虚の病態を示唆しています。寝たきりの病人は、下肢の筋肉がやせ細っています。これは古い筋原線維を壊す一方で、新しい筋原線維を作っていないからです。
　また、筋肉を構成する筋原線維の修復が障害されると、筋肉がピクピクと痙攣したり、こむら返りを起こしたりしやすくなり、腹診では腹直筋緊張を認めます。

　血虚の病態がさらに進行すると、人体を構成する諸器官が貧血状態を呈するようになります。その結果、顔面は蒼白で、舌の色は淡白になり、手足の先が冷えたり、しびれたりします。
　このとき、赤血球が産生するヘモグロビンの構成素材の不足によって、実際に血液検査で貧血を認めることもあります。

　それ以外には、女性ホルモンの機能低下による過少月経や無月経、不妊症なども血虚の病態を示唆する重要な症候です。
　月経の異常は、第9.4節で述べるように瘀血の病態において出現することも多いので、月経以外の症状によって血虚と瘀血の病態を鑑別することが必要になります。

血虚の病態に対する治療

血虚の病態に適応となる代表的な方剤は、当帰芍薬散と温経湯です（方剤解説❷参照）。

当帰芍薬散は、血虚だけでなく水滞の病態も同時に改善する効能をもっており、水液の停滞による下肢の浮腫や冷えを認めるケースに良い適応があります。

それに対して温経湯は、血虚だけでなく津虚の病態も同時に改善する効能をもっており、水液の不足による皮膚の乾燥やほてりを認めるケースに良い適応があります。

当帰芍薬散と温経湯はどちらも、女性ホルモンの機能低下を改善する作用があることから、各種の婦人科疾患（月経困難症、月経不順、不妊症、更年期障害など）に広く応用されており、婦人の聖薬とも呼ばれています。

女性ホルモンにはコラーゲンやエラスチン、ヒアルロン酸の生成能力を高めて皮膚に弾力や潤いを高める働きがあります。したがって、女性ホルモンの機能低下は、血虚の病態と密接な関係があるのです。

図9.2 血虚の病態でみられる多様な症候

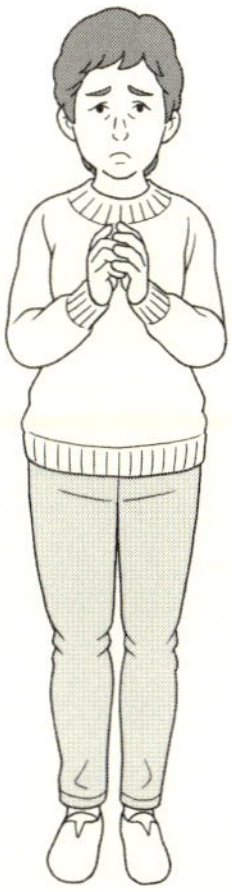

皮膚表面の弾力低下
皮膚の艶がない・カサカサ
爪が割れやすい
毛髪が抜けやすい

筋肉量減少・体重減少
筋肉の痙攣
こむら返り
腹直筋緊張

顔面は蒼白
舌の色は淡白
手足の先が冷える
手足がしびれる
貧血

過少月経や無月経
不妊症

9.3 津虚の病態を診断・治療する

津虚の病態でみられる多様な症候

津虚の病態では、体表を覆っている皮膚や粘膜の潤いを維持して生体を保護・防御する活動が低下し、以下のような症候を呈します。
1) 皮膚の表面が乾燥してカサカサする。
2) 気道粘膜が乾燥して咽喉がイガイガする。
3) 少しの刺激によって乾性の咳嗽が出現する。
4) 唾液の分泌が悪く、口の中が乾いて潤したくなる。
5) 涙液の分泌が悪く、目が乾いたりゴロゴロしたりする。
6) 手足がほてったり、身体が熱っぽくなったりする。

皮膚の乾燥については血虚の病態との鑑別が重要です。皮膚に潤いを与える水液の供給そのものが不足した病態が津虚であり、皮膚に潤いを保持するタンパク質成分が不足した病態が血虚です。

腎陰虚に伴う津虚の病態では、細胞を新生・増殖する腎陰の働きが低下するために、以下のような症候を呈します。
1) 小児では、小柄で骨格筋の発育が不良な虚弱体質になる。
2) 高齢者では、目が見えにくい、耳が聞こえにくい、物覚えが悪い、動悸・息切れしやすい、足腰に力が入らない、尿が出にくい、精力の低下といった加齢による変化を自覚する。
3) 腎臓・膀胱を中心とする泌尿器系の機能低下や、前立腺・精巣を中心とする生殖器系の機能低下による症候を認める。
4) 腹部所見において、小腹不仁（しょうふくふじん）(上腹部に比較して下腹部の力が軟弱)を認める。

五臓論では、これらの症候を「腎陰虚」のカテゴリーに分類しますが、器官を構成する細胞組織が萎縮し、その結果として、身体諸器官の能力が全般的に低下することから、「腎気虚」のカテゴリーに分類されることもあります。

津虚の病態に対する治療

　津虚の病態に適応となる代表的な方剤は麦門冬湯です（方剤解説❸参照）。

　麦門冬湯には、乾燥した体表面（皮膚や粘膜）を潤して、バリア機能を補修する効能があります。感冒に罹患後、乾性の咳嗽がいつまでも遷延するケースに使用されることが多い方剤ですが、唾液の分泌不足による口腔粘膜の乾燥にも効果があります。

　腎陰虚に伴う津虚の病態に適応となる代表的な方剤は六味丸です（方剤解説❸参照）。

　六味丸は、腎陰の働きを補って、泌尿生殖器系の機能低下を改善する効能をもっており、虚弱体質の小児の聖薬として、発育不全や夜尿症などに臨床応用されています。

　腎陰だけでなく、腎陽の働きも不足して冷えを伴うケースには、八味地黄丸が適応になります。八味地黄丸は、六味丸に腎陽を補う生薬（桂皮と附子）を加えた処方構成になっていて、高齢者によく用いられます。

図9.3　津虚の病態でみられる多様な症候

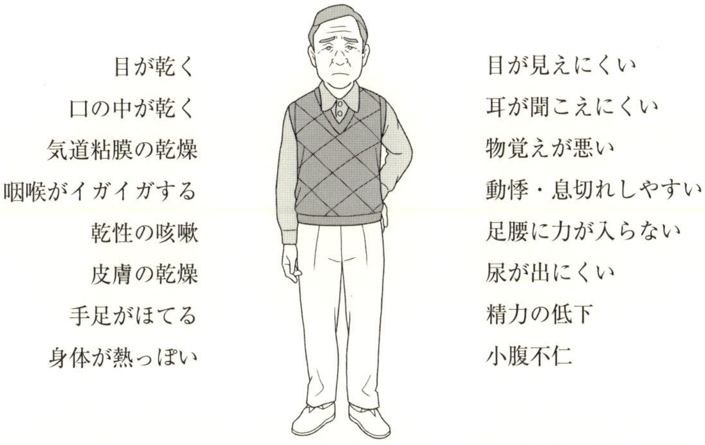

目が乾く
口の中が乾く
気道粘膜の乾燥
咽喉がイガイガする
乾性の咳嗽
皮膚の乾燥
手足がほてる
身体が熱っぽい

目が見えにくい
耳が聞こえにくい
物覚えが悪い
動悸・息切れしやすい
足腰に力が入らない
尿が出にくい
精力の低下
小腹不仁

9.4 瘀血の病態を診断・治療する

瘀血の病態でみられる多様な症候

瘀血の病態では、血の流れが停滞することによって、血液の微小循環が障害され、以下のような症候を呈します。
1) 口唇や歯肉、舌が暗赤色や紫赤色になる
2) 細絡（皮膚毛細血管の拡張）
3) 舌裏静脈の怒張、下肢静脈瘤、痔核

血毒（血液中の有害物質）の蓄積によって出現する症候には、次のようなものがあります。
1) 活性酸素による顔面の色素沈着や肝斑
2) 皮膚の痒みや湿疹、蕁麻疹、にきび
3) 疲労物質の蓄積による筋肉の凝りや痛み
4) 腹診で臍傍部・回盲部・S状結腸部に抵抗・圧痛を認める
5) 各種の精神症状（発狂状態を呈することもある）

活性酸素や過酸化物質などの血毒は、微小循環を障害し、動脈硬化を促進して、瘀血の病態を悪化させます。このようにして、瘀血と血毒の間に悪循環が形成されることになるのです。

瘀血の病態を呈する女性の月経には次のような特徴があります。
1) 月経の周期が不順で、月経痛が強い
2) 経血の色がどす黒く、経血に凝血塊が混入する
3) 月経前や月経時に体調が悪化する

月経は血液中の有害物質を経血と一緒に排泄するという役割を担っているため、月経が遅れたり、止まったりすることで瘀血の病態が増悪します。

更年期障害に伴うホットフラッシュには、瘀血だけでなく、気逆の病態も関与しています。

瘀血の病態に対する治療

　瘀血の病態を治療する際には、微小循環系における血液の流れを改善すると同時に、女性ホルモンのアンバランスを是正し、血毒の排泄を促進するような方剤が適応になります。

　代表的な方剤は、桂枝茯苓丸（けいしぶくりょうがん）と桃核承気湯（とうかくじょうきとう）です（方剤解説❶参照）。

　桂枝茯苓丸には、微小循環障害を改善する作用だけでなく、生活習慣病において問題となっている動脈硬化の進行を抑制する作用も動物実験で報告されています。

　桃核承気湯には大黄（だいおう）が含まれており、大黄の瀉下（しゃげ）作用によって血毒の排泄を促進する効能があります。

　どちらも、女性ホルモンの異常を伴う婦人科疾患に応用されるだけでなく、皮膚科疾患や整形外科疾患、精神科疾患にも広く応用されています。また、非炎症性疾患だけでなく、炎症性疾患にも適応となることが多いという特徴もあります。

図9.4　瘀血の病態でみられる多様な症候

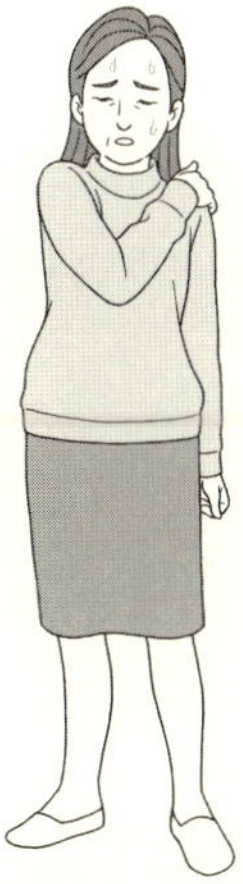

- 顔面の色素沈着
- 肝斑
- 湿疹・蕁麻疹・にきび
- 口唇・歯肉が暗紫赤色
- 舌が暗紫赤色
- 月経不順・月経痛
- 経血がどす黒い
- 凝血塊が混入
- 月経時に体調悪化
- 精神症状
- （ときに発狂状態）
- 筋肉の凝りや痛み
- 下腹部の抵抗・圧痛
- 細絡
- （皮膚毛細血管拡張）
- 舌裏静脈の怒張
- 下肢静脈瘤
- 痔核

9.5 水滞の病態を診断・治療する

水滞の病態でみられる多様な症候

　水滞の病態では、間質内のリンパ還流や消化管内の水穀(すいこく)輸送が障害され、水の流れが停滞することによって有害物質（水毒）が蓄積し、多様な症候を呈します（図9.5）。

　第一に、浮腫を認めればそれだけで、水滞の病態であると診断できます。浮腫とは、皮膚表面において間質内を還流する水液が停滞・貯留した病態です。尿量や尿回数の異常を伴うこともあります。

　心不全やネフローゼ症候群、肝硬変といった原因疾患を認めない場合にも、漢方医学的には水滞の病態として理解することができます。

　機能的な頭痛・めまいは、水滞を示唆する代表的な症状です。
　その詳細なメカニズムは不明ですが、気圧が低くて雨になる前日や、台風が接近してくると増悪するという特徴があります。
　ちなみに、内耳のリンパ水腫が原因で発症するメニエール病は、水滞の病態によって発症する代表的な疾患です。

　消化管内において水穀が停滞すると、次のような症状を引き起こします。
　1) 胃もたれ、2) 嘔気・嘔吐、3) 胸焼け、4) 消化不良、5) 胃部振水音、6) 腹鳴、7) 軟便・下痢。
　漢方医学的には、胃内に水穀が停滞して水毒が蓄積した状態を「**胃内停水**(いないていすい)」と言います。

　炎症反応では血管透過性が亢進し、炎症局所の腫脹を認めます。この腫脹は、細胞間質における水滞の病態にほかなりません。
　たとえば関節炎では、関節腔に水腫を認めます。鼻炎や気管支炎では、気道内に鼻汁や喀痰を認めます。これらもすべて、水滞の症候です。

水滞の病態に対する治療

　水滞の病態を改善するためには、細胞レベルの水液代謝を賦活しながら、細胞内外における水液量のアンバランスを是正し、水毒を尿と一緒に体外へ排泄する方剤が適応になります。
　代表的な方剤は、五苓散と苓桂朮甘湯です（方剤解説⓯参照）。

　五苓散は、細胞間質における水液代謝機能を改善する効能をもっており、生体内に水液が過剰に停滞しているにもかかわらず、口渇と尿量減少を呈する病態に良い適応があります。
　苓桂朮甘湯は、水滞だけでなく、後で述べる気逆を同時に改善する方剤です。立ちくらみや起立性調節障害に頻用されます。
　どちらも、頭痛・めまい・浮腫に応用されるだけでなく、胃内停水による消化器症状にも広く応用されています。

　炎症に伴う水滞を改善する方剤には、関節炎に応用される防已黄耆湯や、鼻炎や気管支炎に応用される小青竜湯などがあります。

図9.5　水滞の病態でみられる多様な症候

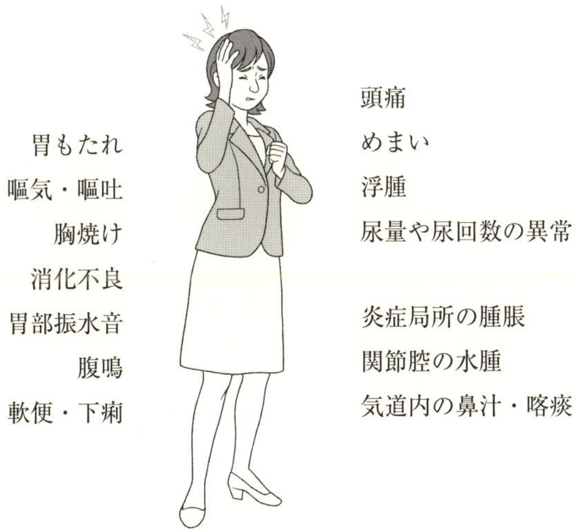

胃もたれ
嘔気・嘔吐
胸焼け
消化不良
胃部振水音
腹鳴
軟便・下痢

頭痛
めまい
浮腫
尿量や尿回数の異常

炎症局所の腫脹
関節腔の水腫
気道内の鼻汁・喀痰

9.6 気鬱の病態を診断・治療する

気鬱の病態でみられる多様な症候

　気鬱の病態については、心理的なストレスに対する反応パターンの違いによって、以下の2つのタイプに分けて考えることができます。
　1）**緊張過多タイプの気鬱**：ストレスを与えた相手のほうに関心を向ける傾向が強く、怒りや恐れの感情とイライラした気分が主になる。
　2）**憂慮過多タイプの気鬱**：ストレスを受けて傷ついた自分自身に関心を向ける傾向が強く、憂いや悲しみの感情と憂うつな気分が主になる。

　緊張過多タイプの気鬱では、精神運動システムにおける気の流れが停滞することによって、身体的には骨格筋の緊張が持続的に亢進した病態を呈します。
　たとえば、肩や背中、腰の筋肉が慢性的に緊張して、肩凝りや背部痛、腰痛などを認めます。緊張型の頭痛や眼瞼の痙攣がみられることもよくあります。腹診では、胸脇苦満や腹直筋緊張を認めます。
　また、瘀血の症候を伴うことが多いというのも、このタイプの特徴です。
　五臓論では、以上の症候を「肝気鬱結」のカテゴリーに分類します。

　一方、憂慮過多タイプの気鬱では、栄養補給システムにおける気の流れが停滞することによって、さまざまな消化器症状を呈します。
　上部消化管症状として多いのは、胃もたれ、胃部膨満感、げっぷなどです。咽喉のつかえる感じがするという訴えもよくあります。西洋医学的には、機能性胃腸症や咽喉頭異常感症と診断されるような症候です。
　下部消化管症状として多いのは、便がすっきり出ない、排ガスが多い、腹部膨満感、腹痛などです。西洋医学的には、過敏性腸症候群と診断されるような症候に相当します。
　また、水滞の症候を伴うことが多いというのも、このタイプの特徴です。

気鬱の病態に対する治療

　緊張過多タイプの気鬱には、心身の緊張状態を緩和して、イライラした気分を和らげる「柴胡」を含む方剤が適応になります。
　代表的な方剤は、肝気鬱結の病態を改善する抑肝散と加味逍遙散です（方剤解説⓰参照）。
　第7.3節で紹介した少陽病の胸脇苦満型に適応となる柴胡剤も、このタイプに使える方剤です。

　一方、憂慮過多タイプの気鬱には、消化管神経叢の活動を安定化して、憂うつな気分を発散する「厚朴」や「蘇葉」といった生薬を含む方剤が適応になります。
　代表的な方剤は、半夏厚朴湯と香蘇散です（方剤解説⓱参照）。
　症状をはっきりと訴える患者には半夏厚朴湯が適しており、訴えるのを遠慮する患者には香蘇散が適しています。
　半夏厚朴湯は咽喉頭異常感症によく使われ、香蘇散は過敏性腸症候群のガス型によく使われます。

図9.6　気鬱の病態でみられる多様な症候

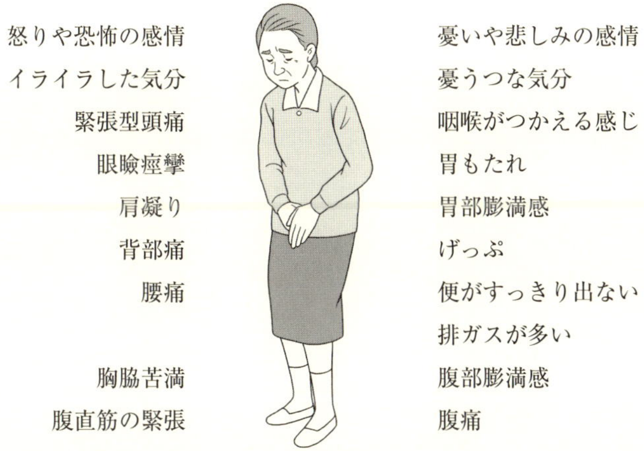

怒りや恐怖の感情
イライラした気分
緊張型頭痛
眼瞼痙攣
肩凝り
背部痛
腰痛
胸脇苦満
腹直筋の緊張

憂いや悲しみの感情
憂うつな気分
咽喉がつかえる感じ
胃もたれ
胃部膨満感
げっぷ
便がすっきり出ない
排ガスが多い
腹部膨満感
腹痛

9.7 気逆の病態を診断・治療する

気逆の病態でみられる多様な症候

　気逆の病態では、気の流れが失調することによって、多様な精神症状を呈します。

　敵意性や攻撃性が強いために、怒りを発作的に繰り返すタイプA行動パターンはその典型例です。また、発作的に出現する不安発作やパニック発作も気逆の症候です。

　強いストレスに対する発作的な怒りや恐れは、一過性であればあまり問題になりません。しかし気逆の病態では、発作的な興奮状態を何度も繰り返すという点に問題があります。

　身体的には、動悸や血圧上昇、頭痛発作、顔面紅潮、冷えのぼせ、手足の発汗、臍上悸・臍下悸（腹部大動脈の拍動を臍の上・下で触知する）といった交感神経系の活動亢進による症候を呈します。

　その結果、循環器系の心身症を引き起こすリスクが高くなるわけです。その中には、機能性の疾患だけでなく、狭心症や心筋梗塞といった器質性の疾患も含まれます。

　五臓論では、以上の精神的・身体的症候を「心肝火旺」のカテゴリーに分類します。

　ここで、気逆の病態でみられる心身の興奮状態と、前節で紹介した気鬱の病態でみられる心身の緊張状態とを鑑別するポイントについて考えてみましょう。

　どちらの病態にも、怒りや恐れの感情が関与していますが、気逆の病態では感情を表出することによって、一時的に興奮状態が鎮まるという特徴があります。

　それに対して気鬱の病態では、感情表出を我慢して抑制しているために、いつまでも緊張状態が持続するという点に大きな違いがあります。

気逆の病態に対する治療

　気逆の病態を改善するためには、交感神経系の活動を安定化して、興奮を鎮める「黄連」や「桂皮」、「竜骨」、「牡蛎」といった生薬を含む方剤が適応になります。

　代表的な方剤は、黄連解毒湯と桂枝加竜骨牡蛎湯です（方剤解説⓲参照）。

　攻撃的で怒りっぽく、虚血性心疾患になりやすいタイプA行動パターンの患者には、心肝火旺の病態を改善する黄連解毒湯が適しています。

　第7.3節で紹介した少陽病の心下痞鞕型に適応となる瀉心湯類も、このタイプに使える方剤です。

　一方、防衛的で不安発作やパニック発作を起こしやすい患者には、桂枝加竜骨牡蛎湯が適しています。

　その特徴として、動悸があっても、血圧上昇を伴いません。のぼせがあるときには、下半身の冷えを伴います（いわゆる冷えのぼせ）。そして、腹診では臍上悸や臍下悸を触知します。

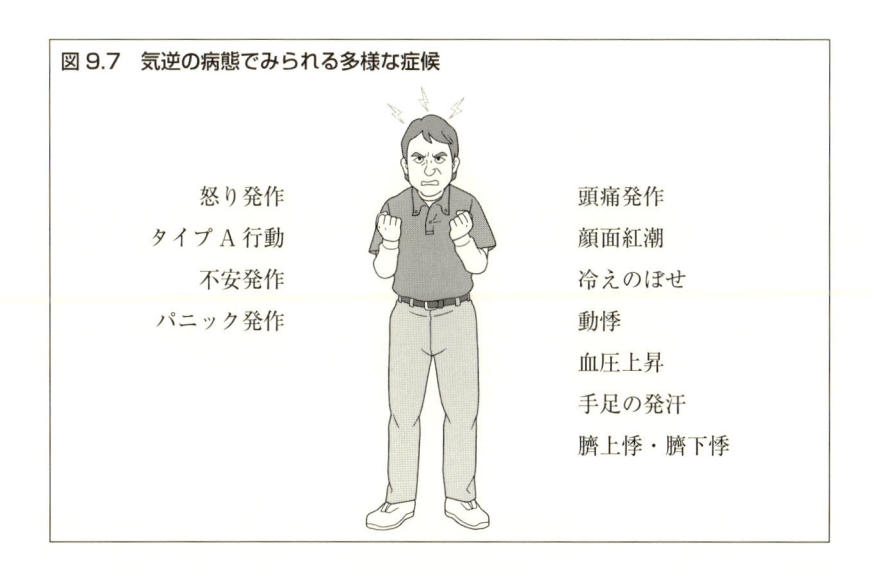

図9.7　気逆の病態でみられる多様な症候

怒り発作
タイプA行動
不安発作
パニック発作

頭痛発作
顔面紅潮
冷えのぼせ
動悸
血圧上昇
手足の発汗
臍上悸・臍下悸

9.8 気血水アプローチを綱渡りに喩える

不健康状態で綱を渡れない患者

　本章で紹介してきた気血水アプローチの全体像を把握するために、綱渡りをしている患者の姿を最後にイメージしてもらうことにします。
　一本の長い綱の上に立って、左側に少し傾いたり、右側に少し傾いたりしながら、左足と右足を交互に踏み出して、一歩一歩前進している患者の姿を思い浮かべてください。

　綱渡りをしている患者が大きく左右に傾くことなく、また立ち止まることもなく前進している状態が、健康な状態です。
　逆に、不健康な患者の状態を綱渡りでイメージすると、以下のようになります。
　1）左側か右側に傾きすぎて、バランスを崩した状態
　2）左足か右足を踏み出すことができず、停止した状態
　3）精神的に前進することができず、停止した状態

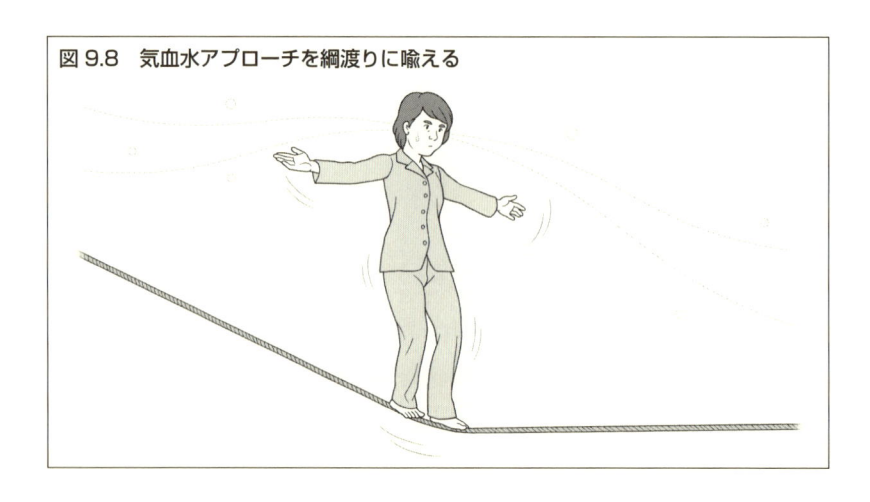

図 9.8　気血水アプローチを綱渡りに喩える

気血水アプローチで綱を再び渡る患者

　左側に傾きすぎてバランスを崩した状態とは、生体にとって必要な資源が不足した状態です。
　生体が機能を発現するために必要なエネルギー源が不足した「気虚」の病態や、生体が構造を形成するために必要な有機資源・無機資源が不足した「血虚・津虚」の病態に相当します。

　右側に傾きすぎてバランスを崩した状態とは、生体にとって有害な毒物が有り余った状態です。
　血液中に有害物質（＝血毒）が有り余った「瘀血」の病態や、水液中に有害物質（＝水毒）が有り余った「水滞」の病態に相当します。

　左足や右足を踏み出すことができず、停止した状態とは、生体内に存在する流動物（血液や水液）の流れが停滞した状態です。
　血液の流れが停滞した「瘀血」の病態や、水液の流れが停滞した「水滞」の病態に相当します。このとき一般に、血毒や水毒が有り余って右側に傾くのですが、反対に左側に傾くこともあります。

　精神的に前進することができず、停止した状態とは、心理的なストレスで緊張あるいは興奮しすぎた状態です。
　この状態が、「気鬱」や「気逆」の病態に相当します。

　本章で紹介してきたように、気血水アプローチを使って不健康状態を多角的に改善することができれば、綱の上でバランスを崩して前進できなかった患者が、再び綱の上をバランスを保ちながら前進できるようになるのです。

第9章のまとめ

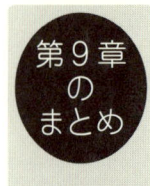

◆気虚の病態には、消化吸収機能を賦活して気の産生を促進する「人参」を含む方剤が適応になる。
　代表方剤は、六君子湯と補中益気湯である。

◆血虚の病態には、タンパク質の同化を促進する各種ホルモンの機能を賦活し、血の産生を促進する「当帰」や「地黄」を含む方剤が適応になる。
　代表方剤は、当帰芍薬散と温経湯である。

◆気血両虚の病態には、気の産生を促進する生薬と、血の産生を促進する生薬を合わせて含む方剤が適応になる。
　代表方剤は、十全大補湯と人参養栄湯である。

◆津虚の病態には、乾燥した体表面（皮膚や粘膜）を潤して、バリア機能を補修する方剤や、腎陰の働きを補って、泌尿生殖器系の機能低下を改善する方剤が適応になる。
　前者の代表方剤は麦門冬湯であり、後者の代表方剤は六味丸である。

◆瘀血の病態には、微小循環系における血液の流れを改善すると同時に、女性ホルモンのアンバランスを是正し、血毒の排泄を促進する方剤が適応になる。
　代表方剤は、桂枝茯苓丸と桃核承気湯である。

◆水滞の病態には、細胞レベルの水液代謝を賦活しながら、細胞内外における水液量のアンバランスを是正し、体内の余分な水液や水毒を尿として排泄する方剤が適応になる。
　代表方剤は、五苓散と苓桂朮甘湯である。

◆気鬱の病態については、心理的なストレスに対する反応パターンの違いによって、イライラした気分が主になる緊張過多タイプと、憂うつな気分が主になる憂慮過多タイプに分けて考えることができる。

◆緊張過多タイプの気鬱には、心身の緊張状態を緩和して、イライラした気分を和らげる「柴胡」を含む方剤が適応になる。
　代表方剤は、抑肝散と加味逍遙散である。

◆憂慮過多タイプの気鬱には、消化管神経叢の活動を安定化して、憂うつな気分を発散する「厚朴」や「蘇葉」を含む方剤が適応になる。
　代表方剤は、半夏厚朴湯と香蘇散である。

◆気逆の病態には、交感神経系の活動を安定化して、興奮を鎮める「黄連」や「桂皮」、「竜骨」、「牡蛎」を含む方剤が適応になる。
　代表方剤は、黄連解毒湯と桂枝加竜骨牡蛎湯である。

◆気血水アプローチを使って不健康状態を多角的に改善することができれば、綱の上でバランスを崩して前進できなかった患者が、再び綱の上をバランスを保ちながら前進できるようになる。

付 録
方剤解説

1
六病位アプローチの方剤解説

- 方剤解説❶　麻黄剤
- 方剤解説❷　桂枝湯類
- 方剤解説❸　柴胡剤
- 方剤解説❹　瀉心湯類
- 方剤解説❺　承気湯類
- 方剤解説❻　白虎湯類
- 方剤解説❼　人参湯類
- 方剤解説❽　建中湯類
- 方剤解説❾　附子剤

方剤解説 ❶ 麻黄剤

麻黄湯
まおうとう

構成生薬	麻黄、桂皮、杏仁、甘草
適応病態	太陽病・実証。
症候複合	頭痛、悪寒、発熱、無汗（自然発汗の傾向がない）、関節痛、筋肉痛、背部痛、腰痛、発疹、鼻閉、くしゃみ、鼻汁、咳嗽、喘鳴、胸満、のぼせ、鼻出血。
	脈は浮、数、緊。舌は著変なし。腹力は中等度以上。
臨床応用	感冒、インフルエンザ、気管支炎（初期のもの）、気管支喘息、関節リウマチ、鬱滞性乳腺炎、乳児の鼻閉塞、哺乳困難、鼻出血。

葛根湯
かっこんとう

構成生薬	葛根、麻黄、桂皮、芍薬、生姜、大棗、甘草
適応病態	太陽病・実証。
症候複合	項背部のこわばり、頭痛、悪寒、発熱、無汗（自然発汗の傾向がない）、関節痛、筋肉痛、背部痛、腰痛、発疹、鼻汁、咳嗽、喘鳴、のぼせ、下痢。
	脈は浮、数、緊。舌は著変なし。腹力は中等度以上。
臨床応用	熱性疾患や炎症性疾患の初期（感冒、鼻かぜ、インフルエンザ、結膜炎、角膜炎、中耳炎、扁桃腺炎、乳腺炎、リンパ腺炎、大腸炎）、肩こり、慢性頭痛、上半身の神経痛、肩関節周囲炎、関節リウマチ、湿疹、蕁麻疹、夜尿症。

方剤解説 ❷ 桂枝湯類

桂枝湯　けいしとう

構成生薬	桂皮、芍薬、生姜、大棗、甘草
適応病態	太陽病・虚証。
症候複合	頭痛、悪風、発熱、鼻鳴（鼻水でグズグズ鳴る）、自汗（自然発汗の傾向がある）、関節痛、身体痛、発疹、皮膚知覚異常、のぼせ、耳鳴り、鼻出血、腹満、腹痛、下痢、悪心、嘔吐、疲労倦怠、虚弱。
	脈は浮、数、弱。舌は著変なし。腹力は軟弱、時に腹直筋の緊張あり。
臨床応用	体力が衰えたときの急性熱性疾患（風邪など）の初期、原因不明の微熱、神経痛、腰痛症、関節リウマチ、皮膚疾患、頭痛、鼻出血、神経衰弱、胃腸型感冒、急性腸炎、つわり、寒冷による腹痛

桂枝加葛根湯　けいしかかっこんとう

構成生薬	桂皮、芍薬、生姜、大棗、甘草、葛根
適応病態	太陽病・虚証。
症候複合	項背部の筋緊張（肩こり）、頭痛、悪風、発熱、自汗（自然発汗の傾向がある）、関節痛、身体痛、発疹、皮膚知覚異常、のぼせ、腹痛、下痢。
	脈は浮、数、弱。舌は著変なし。腹力は軟弱、時に腹直筋の緊張あり。
臨床応用	身体虚弱なものの急性熱性疾患（風邪など）の初期、肩こり、頭痛、神経痛、腰痛症、関節リウマチ、皮膚疾患、胃腸型感冒、急性腸炎。

方剤解説❸ 柴胡剤

大柴胡湯
だいさいことう

構成生薬	柴胡、黄芩、半夏、生姜、大黄、枳実、芍薬、大棗
適応病態	少陽病・実証・熱証。気鬱。
症候複合	上腹部（季肋部～心窩部）が張って苦しい、口が苦い、肩こり、頭痛、頭重、めまい、耳鳴り、往来寒熱、食欲不振、悪心、嘔吐、腹痛、腹部膨満感、便秘、下痢、咳嗽、喘鳴、呼吸困難、胸痛、抑うつ・焦燥状態、不眠、心悸亢進。
	脈は沈、実。舌は乾燥した白黄苔。腹力は充実し、胸脇苦満と心下痞鞕が強く、腹直筋の緊張がある。
臨床応用	感冒・インフルエンザ・気管支炎・肺炎などの熱性疾患（亜急性期～慢性期）、気管支喘息、胃炎、胃酸過多症、胃・十二指腸潰瘍、急性胃腸カタル、慢性便秘、痔疾、胆石症、胆のう炎、黄疸、肝機能障害、膵炎、腎炎、ネフローゼ、高血圧症、動脈硬化症、脳血管障害、肥満症、糖尿病、痛風、蕁麻疹、尋常性痤瘡、肝斑、ノイローゼ、不眠症。

小柴胡湯
しょうさいことう

構成生薬	柴胡、黄芩、半夏、生姜、人参、大棗、甘草
適応病態	少陽病・虚実間証・熱証。気鬱。
症候複合	上腹部（季肋部～心窩部）が張って苦しい、口が苦い、往来寒熱、微熱、肩こり（側頚部の緊張・疼痛）、食欲不振、悪心、嘔吐、腹痛、咳嗽、喀痰、胸痛、怒りやすい、神経質。
	脈は弦、虚実中間。舌は乾燥した白苔。腹力中等度で、胸脇苦満と心下痞鞕を認める。
臨床応用	感冒・インフルエンザ・気管支炎・肺炎などの熱性疾患（亜急性期～慢性期）、胸膜炎・肺結核などの結核性諸疾患、リンパ腺炎、副鼻腔炎、中耳炎、扁桃腺炎、気管支喘息、胃炎、胃酸過多、慢性胃腸障害、産後回復不全、慢性肝炎、胆のう炎、胆石症、腎炎、ネフローゼ、ノイローゼ、自律神経失調症、不眠症。

方剤解説❹ 瀉心湯類

三黄瀉心湯　　さんおうしゃしんとう

構成生薬	黄連、黄芩、大黄
適応病態	少陽病・実証・熱証。気逆。
症候複合	のぼせ、顔面紅潮、口が乾く、口臭、眼球結膜充血、瘙痒感、気分がイライラして落ち着かない、神経過敏、精神不安、不眠、頭痛、頭重、めまい、耳鳴り、肩こり、動悸、胸内苦悶感、便秘、腹満、出血傾向（鼻出血、吐血、下血、痔出血など）。 脈は実。舌は乾燥した白苔あるいは黄苔。腹力は充実し、心下痞あるいは心下痞鞕を認める。
臨床応用	高血圧症、動脈硬化症、脳血管障害、不安神経症、自律神経失調症、更年期障害、不眠症、口内炎、口臭、便秘、胃炎、二日酔い、湿疹、蕁麻疹、諸種の出血（鼻出血、痔出血、吐血など）。

半夏瀉心湯　　はんげしゃしんとう

構成生薬	黄連、黄芩、半夏、乾姜、人参、大棗、甘草
適応病態	少陽病・虚実間証・熱証・裏の寒証。気逆。
症候複合	みぞおちがつかえる、食欲不振、悪心、嘔吐、げっぷ、胸やけ、腹鳴、軟便または下痢傾向、心悸亢進、不安、神経過敏、不眠。 脈は弦、虚実中間。舌は乾湿中等度の白苔あるいは白黄苔。腹力は中等度からやや軟弱で、心下痞鞕を認め、グル音の亢進（＝腹中雷鳴）がみられる。
臨床応用	急・慢性胃腸カタル、醱酵性下痢、消化不良、胃下垂、神経性胃炎、胃弱、二日酔い、つわり、げっぷ、胸やけ、口内炎、神経症、自律神経失調症、不眠症。

方剤解説❺ 承気湯類

大承気湯　だいじょうきとう

構成生薬	大黄、芒硝、厚朴、枳実
適応病態	陽明病・実証・熱証。
症候複合	便秘（大便は硬く乾燥して出にくい）、腹部膨満感、悪熱（熱さを嫌がる）、自汗、口渇、口唇乾燥、皮膚枯燥、精神不安、不眠、興奮、譫語（うわごとを言う）、意識障害、下痢、裏急後重。
	脈は沈、実。舌は乾燥した黄苔または黒苔。腹力は充実し、臍を中心に膨満している。
臨床応用	肺炎、気管支炎、感冒など諸種の急性熱性病（熱性傾向が過度な時期）、常習便秘、急性便秘、急性・慢性胃腸炎、高血圧、神経症、食あたり、躁うつ病、統合失調症、てんかん。

調胃承気湯　ちょういじょうきとう

構成生薬	大黄、芒硝、甘草
適応病態	陽明病・実証・熱証。
症候複合	便秘（大便はやや硬く乾燥している）、腹部膨満感、腹痛、食欲不振、嘔吐、吃逆（しゃっくり）、悪熱（熱さを嫌がる）、自汗、口渇、精神不安、不眠、興奮、譫語（うわごとを言う）、下痢。
	脈は沈、実。舌は乾燥した白苔から黄苔。腹力はやや充実し、臍を中心に膨満している。
臨床応用	肺炎、気管支炎、感冒など諸種の急性熱性病（熱性傾向が過度な時期）、常習便秘、急性便秘、急性・慢性胃腸炎、口内炎、消化不良、吃逆（しゃっくり）。

方剤解説 ❻ 白虎湯類

白虎加人参湯　　びゃっこかにんじんとう

構成生薬	石膏、知母、甘草、人参、粳米
適応病態	陽明病・実証・熱証。
症候複合	著しい口渇、自汗、高熱、悪熱、煩熱、身熱、尿赤濁、心煩、煩躁、譫語（うわごとを言う）、局所の発赤や充血、瘙痒感、皮膚乾燥、身重、身体痛、四肢疼重、疲労倦怠、尿自利、大便難。
	脈は洪大、数、滑。舌は乾燥して亀裂を示す、白～黄苔。腹力は充実し、心下痞鞕を認めることがある。
臨床応用	高熱を伴う感染症（インフルエンザ、麻疹、肺炎、腸チフス、脳炎など）、発赤と瘙痒を伴う皮膚疾患（蕁麻疹、湿疹、アトピー性皮膚炎など）、熱射病、バセドウ病、糖尿病、夜尿症、尿崩症、腎炎。

方剤解説 ❼ 人参湯類

人参湯　　にんじんとう

構成生薬	人参、乾姜、白朮、甘草
適応病態	太陰病・虚証・寒証。気虚・水滞。
症候複合	食欲不振、悪心、嘔吐、呑酸（酸っぱい水が胃から咽喉に上がってくる）、下痢、口中に薄い唾液がたまる（喜唾）、顔色不良、寒がり、手足の冷え、腹部の冷感、胸痛、腹痛、身体痛、尿が希薄で多い、疲労倦怠、筋肉弛緩。
	脈は沈、弱。舌は淡白でやや腫大、湿潤した白苔。腹力は軟弱で、心下痞鞭があり、ときに胃部振水音を認める（薄い腹壁がかえって緊張してベニヤ板のように固く触れる場合もある）。
臨床応用	急性・慢性胃腸炎、胃下垂、胃酸過多症、胃酸欠乏症、胃潰瘍、感冒による急性胃腸炎、嘔吐症、つわり、腎炎、ネフローゼ、萎縮腎、糖尿病、心臓弁膜症、心臓神経症、神経衰弱。

呉茱萸湯　　ごしゅゆとう

構成生薬	人参、生姜、呉茱萸、大棗
適応病態	太陰病・虚証・寒証。気虚・気逆・水滞。
症候複合	頭痛、項や肩のこり、嘔吐、乾嘔（からえずき）、食欲不振、呑酸（酸っぱい水が胃から咽喉に上がってくる）、嘈囃（胸やけ）、腹痛、腹満（心窩部の膨満感、痞塞感）、腹鳴、下痢、顔色不良、寒がり、手足の冷え、疲労倦怠、無気力。
	脈は沈、弱。舌は湿潤した微白苔。腹力は軟弱で、心下痞鞭があり、胃部振水音を認める。
臨床応用	習慣性頭痛、片頭痛、嘔吐、急性・慢性胃腸炎、胃十二指腸潰瘍、胃下垂、つわり、吃逆（しゃっくり）。

方剤解説 ❽ 建中湯類

小建中湯
しょうけんちゅうとう

構成生薬	桂皮、芍薬、大棗、生姜、甘草、膠飴
適応病態	太陰病・虚証。気虚・血虚。
症候複合	顔色不良、貧血、疲労倦怠感、四肢倦重、食欲不振、腹痛、腹満、下痢、便秘、心悸亢進、呼吸困難、尿頻数、尿不利（尿量と尿回数が少ない）、失精、精力減退、下腹部の冷感、手足の冷え、手足の煩熱、口腔乾燥、心煩、鼻出血、微熱、寝汗。
	脈は弱・遅。舌は淡紅色で、無苔から湿潤した微白苔、時に乾燥する。腹力は軟弱、腹直筋の全長にわたる緊張あり。
臨床応用	乳幼児・小児の虚弱体質、術後の疲労倦怠・体力低下、過労、夏負け、低血圧症、起立性調節障害、神経症、慢性胃腸炎、胃潰瘍、反復性臍疝痛、原因不明の腹痛、鼠径部ヘルニア、脱肛、気管支喘息、肺気腫、慢性肝炎、胆石症、夜尿症、夢精、慢性扁桃炎、アデノイド、不明熱、慢性疾患の微熱、鼻出血、各種の貧血。

黄耆建中湯
おうぎけんちゅうとう

構成生薬	桂皮、芍薬、生姜、大棗、甘草、膠飴、黄耆
適応病態	太陰病・虚証。気虚・水滞。
症候複合	顔色不良、貧血、痩せ、著しい疲労倦怠感、四肢倦重、食欲不振、腹痛、下痢、便秘、呼吸困難、精力減退、下腹部の冷感、手足の冷え、手足の煩熱、口腔乾燥、心煩、微熱、自汗、寝汗、浮腫、尿不利。
	脈は細・弱。舌は淡白で、湿潤して無苔。腹力は軟弱、腹直筋の緊張あり。
臨床応用	乳幼児・小児の虚弱体質、術後の疲労倦怠・体力低下、寝汗、過労、夏負け、起立性調節障害、慢性胃腸炎、腹痛、脱肛、痔瘻、皮膚潰瘍、褥瘡、湿疹、気管支喘息、肺気腫、慢性肝炎、夜尿症、中耳炎、慢性扁桃炎、アデノイド、微熱、各種の貧血。

方剤解説 ⑨ 附子剤

真武湯　　　　　　　　　　　　　　　　　　　しんぶとう

構成生薬	芍薬、生姜、茯苓、朮、附子
適応病態	少陰病・虚証・寒証。水滞。
症候複合	水様性下痢（裏急後重を伴わない）、腹痛、腹鳴、尿不利（尿量・尿回数が少ない）、めまい、身体動揺感、浮遊感（フワフワ感）、心悸亢進、頭重、浮腫、手足が重くだるい、疲労倦怠（横になりたい）、手足の冷え、寒がり、顔色不良、気力低下。 脈は沈、細、弱。舌は淡白でやや腫大、湿潤した微白苔。腹力は軟弱で、胃部振水音、臍上悸、腹直筋の緊張を認める。
臨床応用	胃腸疾患（胃下垂、胃腸虚弱、慢性胃腸炎、消化不良、感冒による急性胃腸炎）、神経疾患（脳血管障害、半身不随、脊髄疾患による運動ならびに知覚麻痺）、循環器疾患（高血圧症、心臓弁膜症、心不全で心悸亢進）、神経衰弱、腎炎、ネフローゼ、腎不全、感冒・気管支炎・肺炎などの熱性疾患（発熱はあるが熱感が少ない）。

麻黄附子細辛湯　　　　　　　　　　　　　まおうぶしさいしんとう

構成生薬	麻黄、附子、細辛
適応病態	少陰病と太陽病の併病・虚証・寒証。
症候複合	悪寒・発熱（悪寒が著しく、発熱は顕著ではない）、頭痛、咽痛、顔色不良、手足の冷え、稀薄で多量の尿、疲労倦怠、無気力、嗜臥（横になりたい）、咳嗽、呼吸困難、水様性の喀痰、くしゃみ、水様性の鼻汁、鼻閉、身体痛、関節痛、神経痛、浮腫、身体が重い、尿不利（尿量と尿回数が少ない）。 脈は沈、細、弱。舌は著変なし。腹力は軟弱で、胃部振水音を認める。
臨床応用	虚弱者および老人の感冒、気管支炎、肺炎、気管支喘息、アレルギー性鼻炎、慢性副鼻腔炎、神経痛、関節リウマチ、慢性頭痛。

◆ 付　録
　方剤解説

2
気血水アプローチの方剤解説

方剤解説⑩　気虚の治療方剤
方剤解説⑪　気血両虚の治療方剤
方剤解説⑫　血虚の治療方剤
方剤解説⑬　津虚の治療方剤
方剤解説⑭　瘀血の治療方剤
方剤解説⑮　水滞の治療方剤
方剤解説⑯　気鬱の治療方剤（1）
方剤解説⑰　気鬱の治療方剤（2）
方剤解説⑱　気逆の治療方剤

方剤解説⑩ 気虚の治療方剤

六君子湯　　　　　　　　　　　　　　　　　　りっくんしとう

構成生薬	人参、白朮、茯苓、大棗、生姜、甘草、陳皮、半夏 気虚の基本方剤である四君子湯（人参、白朮、茯苓、大棗、生姜、甘草）に陳皮と半夏を加味した構成。
適応病態	気虚に心下の水滞を伴った病態。
症候複合	消化吸収機能が低下し、食欲不振、胃もたれ、心窩部の膨満感、げっぷ、胸焼け、悪心、嘔吐、下痢などを呈する。顔色は不良で貧血性。疲れやすく、食後の眠気があり、手足が冷えやすい。 脈は細、弱。舌は淡白で腫大、歯痕を認め、白苔がある。腹力は軟弱で、心下痞鞕、胃部振水音を認める。
臨床応用	急・慢性胃炎、胃アトニー、胃拡張、胃神経症、嘔吐症、つわり、胃・十二指腸潰瘍、慢性胃腸炎、過敏性腸症候群、慢性膵炎、消化不良、逆流性食道炎、胃腸型感冒。

補中益気湯　　　　　　　　　　　　　　　　　ほちゅうえっきとう

構成生薬	人参、白朮、黄耆、当帰、柴胡、升麻、陳皮、大棗、生姜、甘草
適応病態	気虚に気鬱を伴った病態。
症候複合	顔色不良で、言語、眼勢に力がない。全身倦怠感、食後の眠気、食欲不振（美味しく感じない）、咳嗽、微熱、盗汗（寝汗）、動悸、息切れ、不眠、不安。 脈は軟弱。舌は淡白。腹力は軟弱で、臍上悸、軽度の胸脇苦満を認める。
臨床応用	がん化学療法・放射線療法時の副作用軽減、感冒、慢性気管支炎、気管支喘息、肺炎、気管支拡張症、肺気腫、慢性肝炎、肝硬変、低血圧症、脳血管障害後遺症、アトピー性皮膚炎、貧血症、寝汗、多汗症、男性不妊、陰萎、食欲不振、胃下垂、痔、脱肛、子宮下垂。

方剤解説⓫ 気血両虚の治療方剤

十全大補湯
じゅうぜんたいほとう

構成生薬	人参、白朮、茯苓、甘草、当帰、芍薬、川芎、地黄、黄耆、桂皮 気虚の基本方剤である四君子湯と、血虚の基本方剤である四物湯（当帰、芍薬、川芎、地黄）とを合わせて、さらに黄耆、桂皮を加味した構成。
適応病態	気血両虚の病態に適応となる代表的方剤。
症候複合	顔色不良、貧血、るいそう、全身衰弱、低血圧。疲労倦怠感、気力減退、食欲不振、消化不良、動悸、めまい、自汗、盗汗（寝汗）、手足の冷え、不眠。 脈は沈・細・弱。舌は淡白で腫大。腹力は軟弱。
臨床応用	各種疾患・術後の体力低下、食欲不振、貧血症、低血圧症、四肢冷感、がん化学療法・放射線療法時の副作用軽減、胃腸虚弱、胃下垂、寝汗、神経衰弱、痔瘻、脱肛、慢性化膿性皮膚疾患、膠原病、アトピー性皮膚炎、褥瘡、口内炎。

人参養栄湯
にんじんようえいとう

構成生薬	人参、白朮、茯苓、甘草、当帰、芍薬、地黄、黄耆、桂皮、陳皮、遠志、五味子 十全大補湯から川芎を去り、陳皮、遠志、五味子を加味した構成。
適応病態	気血両虚に津虚を伴った病態。
症候複合	顔色不良、貧血、るいそう、全身衰弱、皮膚枯燥、肌荒れ。疲労倦怠感、手足が重だるい、食欲不振、下痢、自汗、盗汗（寝汗）、手足の冷え、動悸、咳嗽、微熱、健忘。 脈は沈・細・弱。舌は淡白で腫大。腹力は軟弱。
臨床応用	各種疾患・術後の体力低下、疲労倦怠、食欲不振、手足の冷え、貧血症、虚弱体質、がん化学療法・放射線療法時の副作用軽減、神経症、不眠症、健忘症、慢性胃腸炎、慢性気管支炎、気管支拡張症、気管支喘息、肺気腫。

方剤解説⑫ 血虚の治療方剤

当帰芍薬散　　　　　　　　　　　　　　　とうきしゃくやくさん

構成生薬	当帰、芍薬、川芎、白朮、茯苓、沢瀉 血虚の基本方剤である四物湯から地黄を去り、利水作用のある白朮、茯苓、沢瀉を加味した構成。
適応病態	血虚に瘀血と水滞を伴った病態。
症候複合	顔色蒼白、貧血、浮腫傾向。全身倦怠感、無気力、眼精疲労、寒がり、四肢冷感、頭痛、頭重、肩こり、耳鳴り、めまい、動悸、不眠、月経異常、腹痛、筋肉痛、関節痛。 ------ 脈は沈・遅・細・弱。舌は淡白で腫大、歯痕。腹力は軟弱で、胃部振水音、小腹鞕満（下腹部の抵抗・圧痛）を認める。
臨床応用	貧血、更年期障害、月経不順、月経困難症、不妊症、妊娠中毒症、帯下、子宮筋腫、産後の回復不全、低血圧症、頭痛、脳血管障害、認知症、腰痛症、凍瘡、肝斑、尋常性痤瘡、痔核、脱肛、冷え症、自律神経失調症。

温経湯　　　　　　　　　　　　　　　　　　うんけいとう

構成生薬	当帰、芍薬、川芎、牡丹皮、阿膠、麦門冬、人参、桂皮、呉茱萸、半夏、生姜、甘草 血虚の基本方剤である四物湯から地黄を去り、滋潤作用のある阿膠、麦門冬、人参などを加味した構成。
適応病態	血虚に気逆と津虚を伴った病態。
症候複合	顔色不良、貧血、皮膚枯燥、肌荒れ、口唇乾燥。月経異常、下腹部痛、手掌のほてり、疲労倦怠、無気力、頭痛、のぼせ、下半身の冷え。 ------ 脈は軟弱。舌は淡白～やや紅。腹力は軟弱で、臍上悸、下腹部の抵抗・圧痛を認める。
臨床応用	月経不順、月経困難症、帯下、性器出血、習慣性流産・早産、不妊症、更年期障害、子宮内膜症、頭痛、進行性指掌角皮症、湿疹、凍瘡、アトピー性皮膚炎、不眠症、神経症、腰痛症、レイノー病、冷え症。

方剤解説⓭ 津虚の治療方剤

麦門冬湯　　　　　　　　　　　　　　　　　　ばくもんどうとう

構成生薬	麦門冬、半夏、人参、大棗、甘草、粳米
適応病態	津虚の病態に適応となる代表的方剤。
症候複合	咽喉の乾燥感やイガイガする感じ、粘稠な喀痰、激しい咳嗽、呼吸困難、喘鳴、皮膚枯燥、口舌乾燥、口渇、嗄声、ほてり、のぼせ、嘔吐、吃逆（しゃっくり）、疲労倦怠、虚弱、るいそう。
	脈はやや弱。舌は乾燥、微白苔。腹力はやや軟弱で、心下痞鞕を認める。
臨床応用	呼吸器疾患（感冒、咽頭炎、気管支炎、肺炎、気管支喘息、肺気腫、肺結核など）における乾性の咳嗽、嗄声、シェーグレン症候群。

六味丸　　　　　　　　　　　　　　　　　　　　ろくみがん

構成生薬	地黄、山茱萸、山薬、沢瀉、茯苓、牡丹皮
適応病態	腎陰虚に伴う津虚の病態に適応となる基本方剤。水滞の病態を伴う。
症候複合	頭がふらつく、思考力減退、めまい、耳鳴り、難聴、腰や膝の脱力感、口が乾く、尿量減少、頻尿、皮膚枯燥傾向、四肢の煩熱（ほてり）。
	脈は細・数。舌は紅で乾燥。腹力は中等度からやや軟弱で、小腹不仁（臍下の正中部の腹壁が軟弱無力となり、知覚が低下する）を認める。
臨床応用	排尿困難、頻尿、夜間尿、前立腺肥大症、陰萎、糖尿病、腎臓病、浮腫、耳鳴、腰痛、眼精疲労、視力減退、痒み。

方剤解説⑭ 瘀血の治療方剤

桂枝茯苓丸　けいしぶくりょうがん

構成生薬	牡丹皮、桃仁、芍薬、茯苓、桂皮
適応病態	瘀血の病態に適応となる代表的方剤。気逆の病態を伴う。
症候複合	頭痛、頭重、耳鳴り、肩こり、めまい、動悸、のぼせ、足の冷え、月経異常、腰痛、不眠、イライラ。
	脈は弦、渋。舌は暗赤色〜紫紅色。腹力は中等度からやや充実し、下腹部に抵抗・圧痛を認める。
臨床応用	月経不順、月経困難症、子宮内膜症、子宮筋腫、子宮ならびにその付属器の炎症、更年期障害、不妊症、帯下、乳腺症、前立腺炎、打撲症、腰痛症、筋肉痛、神経痛、下肢静脈瘤、痔疾患、湿疹、肝斑、尋常性痤瘡、冷え症、高血圧症、脳血管障害、動脈硬化、神経質、ノイローゼ、ヒステリー。

桃核承気湯　とうかくじょうきとう

構成生薬	大黄、芒硝、甘草、桃仁、桂皮
適応病態	瘀血に気逆を伴った病態。
症候複合	月経異常、肌荒れ、吹出物、皮膚甲錯、腰痛、のぼせ冷え、頭痛、頭重、肩こり、耳鳴り、心悸亢進、めまい、精神不安、不眠、興奮、譫語（うわごとを言う）、発狂錯乱状態、便秘、腹部膨満感、悪熱（熱さを嫌がる）、自汗、口渇、瘙痒感。
	脈は沈、実。舌は暗赤色で、乾燥した白〜黄苔。腹力は充実、下腹部緊満、左腸骨窩に索状の抵抗・圧痛（小腹急結）。
臨床応用	月経不順、月経困難症、月経前緊張症、更年期障害、不妊症、子宮筋腫、月経時や産後の精神不安、不眠、ヒステリー、神経衰弱、てんかん、自律神経失調症、腰痛、坐骨神経痛、関節リウマチ、打撲症、捻挫、便秘、痔疾、皮膚病（湿疹、蕁麻疹、痤瘡、肝斑など）、高血圧の随伴症状、動脈硬化症、下肢静脈瘤、諸種の出血、子宮内膜炎、子宮附属器炎。

方剤解説⓯ 水滞の治療方剤

五苓散　ごれいさん

構成生薬	茯苓、白朮、沢瀉、猪苓、桂皮
適応病態	水滞の病態に適応となる代表的方剤。気逆の病態を伴う。
症候複合	口渇、尿量減少、悪心・嘔吐、下痢、浮腫、身体が重い、めまい、頭痛、動悸。
	脈は浮・滑。舌は腫大し、白苔あり。腹力は中等度で、軽度の心下痞鞕と胃部振水音を認める。
臨床応用	慢性腎炎、ネフローゼ症候群、浮腫、二日酔い、急性胃腸炎、胃腸型感冒、悪心・嘔吐、下痢、つわり、頭痛、三叉神経痛、めまい、乗物酔い、メニエール病、帯状疱疹、水痘、仮性近視、暑気あたり。

苓桂朮甘湯　りょうけいじゅつかんとう

構成生薬	茯苓、桂皮、白朮、甘草
適応病態	水滞に気逆を伴った病態。
症候複合	めまい、立ちくらみ、身体動揺感、尿量減少が見られるが、口渇は伴わない。頭痛、のぼせ、耳鳴り、動悸、息切れ、上熱下寒（上半身に熱の症候があり、下半身に寒の症候がある）を呈する。
	脈は沈・緊。舌は淡紅で腫大あり。腹力はやや軟弱で、臍上悸と胃部振水音を認める。
臨床応用	起立性低血圧、めまい、メニエール病、乗物酔い、動悸、息切れ、頭痛、神経質、ノイローゼ、慢性腎炎、ネフローゼ症候群。

方剤解説⑯ 気鬱の治療方剤（1）

抑肝散
よくかんさん

構成生薬	柴胡、釣藤鈎、当帰、川芎、蒼朮、茯苓、甘草
適応病態	緊張過多タイプの気鬱に気逆を伴った病態。
症候複合	精神的には緊張・興奮しやすく、イライラ、易怒性、不眠などを呈する。 身体的には、眼瞼や顔面の痙攣、手足の震えや緊張亢進などを呈する。 また、落ち着きがなく、ひきつけや夜泣きのある子供にもよい。 脈は弦・数。舌はやや紅。腹力はやや軟弱で、腹直筋の緊張亢進を認める。
臨床応用	神経症、自律神経失調症、不眠症、小児夜啼症、小児癇症、小児夜尿症、ヒステリー、てんかん、脳血管障害後遺症、認知症の周辺症状、チック症、更年期障害、眼瞼痙攣。

加味逍遙散
かみしょうようさん

構成生薬	柴胡、山梔子、薄荷、当帰、芍薬、牡丹皮、蒼朮、茯苓、生姜、甘草
適応病態	緊張過多タイプの気鬱に気逆と瘀血を伴った病態。
症候複合	精神的には、不安、不眠、イライラ、易怒性、情緒不安定などを呈する。 身体的には、めまい、頭痛、肩こり、疲労倦怠感、発作的な発汗、冷えのぼせ、動悸、便秘、月経異常、腰痛を呈する。 脈は弦、やや弱。舌は暗赤色。腹力はやや軟弱で、胸脇苦満、胃部振水音、臍傍の抵抗・圧痛を認める。
臨床応用	神経症、不眠症、自律神経失調症、月経異常、月経困難症、更年期障害、上部消化管機能異常（胃下垂症、胃拡張症）、過敏性腸症候群、慢性肝炎、慢性便秘、湿疹、尋常性痤瘡、肝斑、進行性指掌角皮症、虚弱体質、高血圧症、冷え症。

方剤解説⓱ 気鬱の治療方剤（２）

半夏厚朴湯　はんげこうぼくとう

構成生薬	厚朴、蘇葉、生姜、半夏、茯苓
適応病態	憂慮過多タイプの気鬱に水滞を伴った病態。
症候複合	精神的には、神経質で几帳面な傾向があり、憂うつ気分、抑うつ状態、情緒不安定、不眠などを呈する。 身体的には、咽中炙臠（いんちゅうしゃれん）（咽喉に何かが痞えてふさがる感じ）、食欲不振、悪心、嘔吐、咳嗽、呼吸困難、めまい、立ちくらみ、頭痛、頭重、疲労倦怠感を呈する。 脈は沈、弱。舌は白苔あり。腹力はやや軟弱で、胃部振水音を認め、ときに心下痞鞕がある。
臨床応用	咽喉頭異常感症、不安神経症、神経性胃炎、心臓神経症、神経性食道狭窄症、更年期の神経症、抑うつ状態、不眠症、過換気症候群、嗄声、咳嗽、気管支炎、気管支喘息、喉頭炎、咽頭炎、上気道炎、消化不良、悪心・嘔吐、つわり、浮腫。

香蘇散　こうそさん

構成生薬	香附子、蘇葉、陳皮、生姜、甘草
適応病態	憂慮過多タイプの気鬱に気虚を伴った病態。
症候複合	精神的には、不安、不眠、憂うつ気分、抑うつ状態、情緒不安定などを呈する。 身体的には、食欲不振、悪心、嘔吐、腹満、下痢などの胃腸症状や、頭痛、肩こり、めまい、立ちくらみ、耳鳴りを呈する。 脈は浮、弱。舌は著変なし。腹力はやや軟弱で、ときに心下痞鞕を認める。
臨床応用	感冒の初期、耳管狭窄、ノイローゼ、神経症、更年期障害、自律神経失調症、抑うつ状態、頭痛、慢性胃炎、過敏性腸症候群、魚・肉による食中毒や蕁麻疹、アレルギー性鼻炎、慢性副鼻腔炎。

方剤解説⑱ 気逆の治療方剤

黄連解毒湯

おうれんげどくとう

構成生薬	黄連、黄芩、黄柏、山梔子
適応病態	心肝火旺に伴う気逆の病態。瘀血の病態を伴う。
症候複合	精神的には、興奮して落ち着かない、神経過敏、精神不安、不眠を呈する。 身体的には、のぼせ、顔面紅潮、口が乾く、眼球結膜充血、瘙痒感、頭痛、頭重、めまい、耳鳴り、動悸、胸内苦悶感、出血傾向（鼻出血、吐血、下血、痔出血など）を呈する。 脈は実。舌はやや乾燥した白苔あるいは黄苔。腹力は充実し、心下痞あるいは心下痞鞕を認め、下腹部全般に圧痛がある。
臨床応用	高血圧症、脳血管障害、めまい、動悸、心悸亢進、不眠症、ノイローゼ、湿疹、蕁麻疹、皮膚瘙痒症、胃炎、口内炎、二日酔い、諸種の出血（鼻出血、喀血、吐血、下血、痔出血など）。

桂枝加竜骨牡蛎湯

けいしかりゅうこつぼれいとう

構成生薬	桂皮、芍薬、生姜、大棗、甘草、竜骨、牡蛎
適応病態	気逆に気虚を伴った病態。
症候複合	精神的には、神経過敏や精神不安、パニック、性欲の異常を呈する。 身体的には、易疲労感、盗汗、手足の冷え、心悸亢進、めまい、頭痛を呈する。 脈は弱。舌はやや淡白。腹力は軟弱で、軽度の腹直筋緊張を認め、臍上悸、臍下悸を触知する。
臨床応用	小児夜尿症、神経衰弱、ノイローゼ、不眠症、心臓神経症、動悸、パニック発作、遺精、陰萎、円形脱毛症。

参考図書 （☆印は学生にもお勧めの 10 冊）

☆ 『学生のための漢方医学テキスト』 日本東洋医学会学術教育委員会（編）／南江堂
　『専門医のための漢方医学テキスト』 日本東洋医学会学術教育委員会（編）／南江堂
　『入門漢方医学』 日本東洋医学会学術教育委員会（編）／南江堂
☆ 『症例から学ぶ和漢診療学』 寺澤捷年／医学書院
☆ 『絵で見る和漢診療学』 寺澤捷年／医学書院
☆ 『プライマリケア漢方』 喜多敏明／日本医事新報社
　『やさしい漢方理論』 喜多敏明／医歯薬出版
☆ 『漢方の歴史―中国・日本の伝統医学』 小曽戸洋／大修館書店
☆ 『素問』 小曽戸丈夫（新釈）／たにぐち書店
☆ 『霊枢』 小曽戸丈夫（新釈）／たにぐち書店
　『鍼灸医学体系・黄帝内経素問』 柴崎保三／雄渾社
　『鍼灸医学体系・黄帝内経霊枢』 柴崎保三／雄渾社
　『難経鉄鑑』 広岡蘇仙（現代語訳：伴尚志）／たにぐち書店
　『医学三蔵弁解』 岡本一抱子（現代語訳：伴尚志）／たにぐち書店
☆ 『新編・中医学 基礎編』 張瓏英／源草社
　『詳解・中医基礎理論』 劉燕池・他（監訳：浅川要）／東洋学術出版社
　『陰陽五行学説入門』 朱宗元・趙青樹（訳：中村璋八・中村敵子）／たにぐち書店
☆ 『神農本草経解説』 森由雄／源草社
　『漢薬の臨床応用』 中山医学院（編）（訳・編：神戸中医学研究会）／医歯薬出版
　『モノグラフ生薬の薬効・薬理』 鳥居塚和生／医歯薬出版
☆ 『臨床応用傷寒論解説』 大塚敬節／創元社
　『傷寒論演習』 藤平健・中村謙介／緑書房
　『傷寒論を読もう』 高山宏世／東洋学術出版社
　『中国傷寒論解説』 劉渡舟（訳：勝田正泰・他）／東洋学術出版社
　『漢方方意ノート』 千葉古方漢方研究会／丸善
　『臨床応用漢方処方解説』 矢数道明／創元社

索引

《欧文》

ATP 58

《あ行》

アポトーシス 56
異化 58, 60
胃気 59, 60, 61, 68, 72, 73, 74, 78, 79, 87, 88, 110, 112, 124, 126, 136
胃内停水 144
胃の陽気 59
已病 132
異病同治 19
陰液 40, 68, 87
陰証の病態 92, 98
インスリン 61
陰陽 36
陰陽病態論 36, 92, 93
陰陽論 21, 22, 40, 80
温経湯 139
栄養補給システム 44, 58, 72, 73, 78, 79, 80, 86, 110, 112, 124, 126
衛気 53, 55, 57, 68, 72, 73, 74, 78, 79, 87, 88, 102, 105, 114, 130, 136
エキス剤 3
エフェドリン 8, 10, 104
炎症性サイトカイン 54
黄耆建中湯 113
黄芩 109
往来寒熱 106
黄連 109, 149
黄連解毒湯 149

悪寒 102
瘀血 36, 129, 142, 143, 151
悪熱 110
温熱中枢 76
温裏 99

《か》

外因 28
外感病 28, 32, 86, 88, 90, 98
解決志向型 97
葛根湯 5, 104
活力 68
加味逍遙散 147
肝 23, 42, 43, 44, 50
　　――の陰液 48
　　――の陽気 48
肝陰 48, 49, 50, 51, 68, 72, 73, 87, 112, 128
肝気鬱結 106, 107, 108, 127, 146, 147
乾姜 113, 115
寒証タイプ 67, 74, 75, 77, 78, 80, 90
寒証の病態 90, 91
肝臓 50
寒熱 36, 80
漢方 2
漢方医学 3
漢方薬 3
漢薬 6
肝陽 48, 49, 50, 51, 74, 78, 79, 87, 90, 106, 114, 126, 128

《き》

気 124
気鬱 36, 107, 127, 146, 148, 151
気逆 36, 107, 127, 148, 149, 151

気虚　36, 112, 125, 136, 137, 151
気血水アプローチ　20, 81, 122, 150, 151
気血水理論　33, 36, 123
気血両虚　137
気の流れ　126
胸脇苦満　106, 107, 146
胸脇苦満型　107, 108, 147
虚実　36, 80
虚証タイプ　67, 68, 69, 71, 72, 80, 88, 125, 129
虚証の病態　88, 89
金匱要略　24
緊張過多タイプの気鬱　146, 147

《く・け》

グルカゴン　60
経験主義的なパラダイム　97
桂枝加葛根湯　105
桂枝加竜骨牡蛎湯　149
桂枝湯　16, 105
桂枝湯証　18
桂枝湯類　105
桂枝茯苓丸　143
桂皮　15, 105, 113, 149
解肌　105
血　128
血液循環　47, 49
血虚　36, 112, 129, 138, 139, 151
厥陰病　36, 98, 99, 114, 115
血毒　129, 142, 143, 151
下薬　7
原因志向型　96
健康　62, 63
建中湯類　113

《こ》

膠飴　113
抗炎症性サイトカイン　54
香蘇散　147
黄帝内経　24, 43
厚朴　147
合理主義的なパラダイム　96
五行論　21, 23
呉茱萸湯　113
個人差　15, 17, 30
後世派　25
後世方　24
五臓論　23, 42, 44, 80
骨格筋　50
古方　24
古方派　25
五苓散　145

《さ・し》

柴胡　108, 147
柴胡剤　108, 147
サイコサポニン　108
細胞の新陳代謝　56
細絡　142
三陰病　98, 99
三黄瀉心湯　109
三陽病　98, 99
地黄　137
四逆湯類　115
四診　31
自然治癒力　63
自然発汗　103, 105
疾患　34, 94
実証タイプ　67, 68, 69, 71, 73, 80, 88, 125
実証の病態　88, 89
芍薬　105, 113

177

索　引

瀉下　93，99，111
瀉心湯類　109，149
邪熱　91
瀉法　89，92
十全大補湯　137
証　30，37
少陰病　36，98，99，114，115
消化力　68
傷寒論　24，93，95，98，102，106，
　　110，112，114
承気湯類　111
生姜　113
小建中湯　113
症候　30
小柴胡湯　108
小青竜湯　145
小腹不仁　140
生薬　3，6，15
上薬　7
少陽病　36，98，99，106，107，108，
　　109
自律神経系　49
心　23，42，43，44
　　――の陽気　47
腎　23，42，43，44，56
　　――の陰液　55
　　――の陽気　55
腎陰　55，56，57，68，72，73，87，130
腎陰虚に伴う津虚　131，140，141
津液　130
心下痞鞕　106，107，113
心下痞鞕型　107，109，149
心肝火旺　106，107，109，127，148，
　　149
神気　47，48，49，68，72，73，74，78，
　　79，87，88，106，114，126，128，136
津虚　36，131，140，141，151

心身一如　35
神農　9
神農本草経　6，7，11，24
真武湯　115
腎陽　55，56，57，74，78，79，87，90，
　　102，114，130，141

《す・せ・そ》
水　130
水液の代謝と循環　57
水穀　59
膵臓　60
水滞　36，131，144，145，151
水毒　131，144，145，151
正気　89
精神運動システム　44，46，72，73，
　　78，79，80，86，106，114，126，128
生体システムのパワー　66，68
生体システムの反応性　66，74
生体防御システム　44，52，72，73，
　　78，79，80，86，102，114，130
清熱　91，92，111
生命活動　40
西洋生薬　6
石膏　111
摂食中枢　58，61
切診　31
舌診　31
折衷派　25
煎剤　3
相剋関係　23
相生関係　23
素問　24
蘇葉　147

《た行》
太陰病　36，98，99，112，113

大黄　111, 143
体温　76
大柴胡湯　108
体質的な個人差　66, 68, 74
大承気湯　111
太陽病　36, 98, 99, 102, 103, 104, 105
痰飲　130
タンパク質　51
中薬　7
治癒反応　86, 87
張仲景　24, 93, 95
適応戦略　71, 77
同化　58, 61
桃核承気湯　143
当帰　137
当帰芍薬散　139
陶弘景　7
同病異治　17
闘病反応　86, 87, 88, 90, 95, 98

《な行》
内因　28
内傷病　29, 33, 122, 132
長井長義　8
人参　113, 137
人参湯　113
人参湯類　113
人参養栄湯　137
熱証タイプ　67, 74, 75, 77, 79, 80, 90
熱証の病態　90, 91
脳内モノアミン系　48

《は》
肺　23, 42, 43, 44
──の陽気　53

麦門冬湯　141
八味地黄丸　141
発表　93, 99, 104
半夏厚朴湯　147
半夏瀉心湯　109
半表半裏　106
半表半裏証　106

《ひ》
脾　23, 42, 43, 44, 60
──の陰液　61
──の陽気　60
脾陰　61, 68, 72, 73, 87, 112, 124
白虎加人参湯　111
白虎湯　111
白虎湯類　111
表　102
脾陽　60, 74, 78, 79, 87, 90, 110, 112, 124, 126
病位　98
病因　94
表寒証　115
病期　98
表虚証　103, 105
表実証　103, 104
病邪　28, 86, 88
表証　102, 103
病態の個人差　67
病態の証　36, 37
病毒　89
病人　35
表裏　36
病理　94

《ふ》
腹診　31
腹直筋緊張　113, 138, 146

179

茯苓四逆湯 115
不健康状態 122, 123, 132, 133, 150, 151
附子 115
附子剤 115
不内外因 28
聞診 31

《へ・ほ》

ベルベリン 109
防已黄耆湯 145
方剤 3, 11, 16
方剤の証 18, 36, 37
芒硝 111
方証相対 19, 36
望診 31
補中益気湯 137
補法 89, 92
補陽 91, 92
牡蛎 149
本草綱目 6
本草書 6

《ま行》

麻黄 7, 8, 15, 104
麻黄剤 104
麻黄湯 16, 104
麻黄湯証 18, 19
麻黄附子細辛湯 115
マクロファージ 52
曲直瀬道三 25
万病回春 24
満腹中枢 58, 60
未病 132
脈診 31
民間薬と漢方薬の違い 4
免疫力 68

問診 31

《や行》

有機的組織体 42, 80
憂慮過多タイプの気鬱 146, 147
陽気 40, 74, 87, 91
陽証の病態 92, 98
陽明病 36, 98, 99, 110, 111
抑肝散 147
吉益東洞 25

《ら行》

蘭方 2
裏 110
裏寒証 115
李時珍 6
裏実証 110, 111
裏証 110
六君子湯 137
裏熱証 110, 111
竜骨 149
苓桂朮甘湯 145
リンパ還流 53, 55, 57
類聚方 25
霊枢 24
六病位アプローチ 20, 81, 87, 93, 95, 97
　　——の診断原則 98
　　——の治療原則 99
六病位理論 32, 36
六味丸 141

《わ行》

和解 99, 108
和剤局方 24
和田東郭 25
和薬 6

著者紹介

喜多　敏明（きた　としあき）　医学博士

- 1985年　富山医科薬科大学（現・富山大学）医学部卒業
- 1999年　同大学和漢薬研究所 漢方診断学部門 客員助教授
- 2003年　千葉大学環境健康フィールド科学センター 准教授
- 2004年　同大学柏の葉診療所 所長（兼任）
- 現　在　辻仲病院柏の葉漢方未病治療センター センター長
　　　　　一般社団法人 漢方未病教育振興協会 理事長

NDC490　190p　21cm

好きになるシリーズ

好きになる漢方医学（かんぽういがく）

2013年 2月20日　第1刷発行
2022年 3月30日　第3刷発行

著　者	喜多敏明（きたとしあき）
発行者	髙橋明男
発行所	株式会社　講談社
	〒112-8001　東京都文京区音羽2-12-21
	販　売　(03) 5395-4415
	業　務　(03) 5395-3615
編　集	株式会社　講談社サイエンティフィク
	代表　堀越俊一
	〒162-0825　東京都新宿区神楽坂2-14 ノービィビル
	編　集　(03) 3235-3701
印刷所	株式会社双文社印刷
製本所	株式会社国宝社

落丁本・乱丁本は、購入書店名を明記のうえ、講談社業務宛にお送り下さい。送料小社負担にてお取替えします。
なお、この本の内容についてのお問い合わせは講談社サイエンティフィク宛にお願いいたします。
定価はカバーに表示してあります。
© Toshiaki Kita, 2013

本書のコピー、スキャン、デジタル化等の無断複製は著作権法上での例外を除き禁じられています。本書を代行業者等の第三者に依頼してスキャンやデジタル化することはたとえ個人や家庭内の利用でも著作権法違反です。

[JCOPY] 〈(社) 出版者著作権管理機構 委託出版物〉
複写される場合は、その都度事前に (社) 出版者著作権管理機構（電話 03-3513-6969、FAX 03-3513-6979、e-mail : info@jcopy.or.jp）の許諾を得て下さい。

Printed in Japan

ISBN978-4-06-154170-2

わかるから、面白いから、旬の話題で好きになる！
好きになるシリーズ

好きになる 免疫学 第2版
「私」が「私」であるしくみ
山本 一彦・監修　萩原 清文・著
A5・270頁・本体2,200円　カラー

好きになる 免疫学 ワークブック
萩原 清文・著　B5・144頁・本体1,800円　カラー

好きになる 分子生物学
分子からみた生命のスケッチ
多田 富雄・監修　萩原 清文・著
A5・206頁・本体2,000円

好きになる 解剖学
自分の体をさわって確かめよう
竹内 修二・著　A5・238頁・本体2,200円

好きになる 解剖学 Part2
関節を動かし骨や筋を確かめよう
竹内 修二・著　A5・214頁・本体2,000円

好きになる 解剖学 Part3
自分の体のランドマークを確認してみよう
竹内 修二・著　A5・215頁・本体2,200円　カラー

好きになる 生化学
生体内で進み続ける化学反応
田中 越郎・著　A5・175頁・本体1,800円

好きになる 生理学 第2版
からだについての身近な疑問
田中 越郎・著　A5・206頁・本体2,000円　カラー

好きになる 病理学 第2版
咲希と壮健の病理学教室訪問記
早川 欽哉・著
A5・254頁・本体2,200円　カラー

好きになる 微生物学
感染症の原因と予防法
渡辺 渡・著　A5・175頁・本体2,000円　カラー

好きになる 栄養学 第3版
食生活の大切さを見直そう
麻見 直美／塚原 典子・著
A5・255頁・本体2,200円　カラー

好きになる 精神医学 第2版
こころの病気と治療の新しい理解
越野 好文／志野 靖史・著絵
A5・191頁・本体1,800円

好きになる 睡眠医学 第2版
眠りのしくみと睡眠障害
内田 直・著　A5・174頁・本体2,000円

好きになる 救急医学 第3版
病院前から始まる救急医療
小林 國男・著　A5・256頁・本体2,000円

好きになる 麻酔科学 第2版
苦痛を除き手術を助ける医療技術
諏訪 邦夫・監修　横山 武志・著
A5・185頁・本体2,300円　カラー

好きになる 薬理学・薬物治療学
薬のしくみと患者に応じた治療薬の選定
大井 一弥・著　A5・208頁・本体2,420円　カラー

好きになる 漢方医学
患者中心の全人的医療を目指して
喜多 敏明・著　A5・190頁・本体2,200円

好きになる 生物学 第2版
12ヵ月の楽しいエピソード
吉田 邦久・著　A5・255頁・本体2,000円

好きになるヒトの生物学
私たちの身近な問題 身近な疑問
吉田 邦久・著　A5・268頁・本体2,000円　カラー

好きになるミニノートシリーズ　B6・2色刷・赤字シート付

好きになる 生理学 ミニノート
田中 越郎・著

好きになる 解剖学 ミニノート
竹内 修二・著

好きになる 病理学 ミニノート
早川 欽哉／関 邦彦・著

※表示価格は税込み価格（税10%）です。　「2022年3月現在」

講談社サイエンティフィク　https://www.kspub.co.jp/